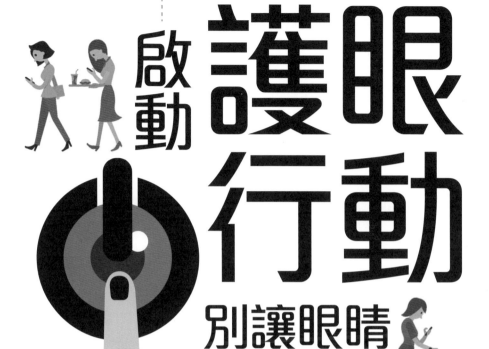

啟動護眼行動

別讓眼睛老得快！

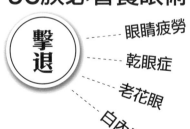

3C族必看養眼術

擊退

- 眼睛疲勞
- 乾眼症
- 老花眼
- 白內障

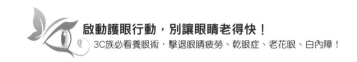
目錄

啟動護眼行動，別讓眼睛老得快！

3C族必看養眼術，
擊退眼睛疲勞、乾眼症、老花眼、白內障！

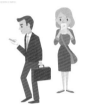

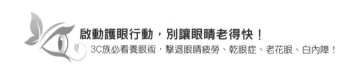

Part 5　別以為這些眼睛疾病只發生在老年人身上！

Part 6　不可忽略的眼睛健檢

審訂推薦序

愛眼年輕，永保亮麗

文／翁林仲（中華民國眼科醫學會理事長）

　　上個月剛舉辦完眼科醫學會和教授醫學會的專題研討會「視障通報制度及重建歷程；認識導盲犬」。研討會上，所有的眼科醫師都呼籲國人重視眼睛健康，好好護眼愛眼，不要視障，當然更不要眼盲！

　　當董氏基金會《大家健康》雜誌來信邀我為新書《啟動護眼行動，別讓眼睛老得快！》給予推薦時，內心真是充滿感動。過去和董氏基金會的互動不少，主要都圍繞著戒菸、營養、憂鬱等重要議題。如今，《大家健康》雜誌看到國人的健康問題、看到眼睛的「未爆彈」。為了要讓國人的眼睛永保青春及光明，特別出版護眼專書，非常切合民眾的需要，也具有時代的意義！

　　臺灣是近視王國，近視比率世界第一。教育部2014年

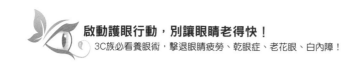
學年度的調查發現，國小的視力不良率約47％，而到了國中成為73％，到了高中更趨近82％。近視的原因很多，除了近距離過度用眼外，近年來3C產品使用時間激增，休息時間不夠，用眼習慣不良等，都是重要的原因。如何防範眼疾發生，如何有智慧的使用3C，讓我們能充分運用科技新產品，又能不傷眼於無形，在本書有清楚的介紹和教育。

臺灣邁入超高齡化的社會，代表高齡的白內障也逐年增加。衛生福利部統計發現，2010年臺灣的白內障患者約86萬人，而到了2014年，大幅增加近16萬人，約為102萬人。白內障的原因很多，除了年齡增長外，要特別注意高度近視的併發症，使得白內障年輕化；其次，糖尿病人口增加，同樣加深白內障的發生率。如何聰明預防白內障，避免眼睛提早老化；如何與醫師充分溝通，選擇合適的治療方式，決定個人化的人工水晶體等，同樣在本書中有精彩的敘述。

「近視」、「屈光不正」、「白內障」是全世界公認可預防、可治療的引發視力障礙主要疾病。此外，近年來困擾民眾最常見的乾眼症、青光眼、老年性黃斑部病變、糖尿病視網膜病變、老花眼、飛蚊症等，本書都有完整的說明。

書中除了有多位經驗豐富的眼科醫師提出最新的眼科

疾病資訊之外，其中「3-1眼睛常疲勞、酸澀？當心電子螢幕奪走視力」這篇章，特別列出「自我檢測眼睛是否健康的11個指標」。至於「4-5眼睛癢就點眼藥水，日後易得白內障？」，這篇章也透過Q&A解答民眾常見的護眼疑惑。

每年定期檢查眼睛非常重要，然而，目前只有不到25％的民眾有這個良好的習慣。本書「PART6不可忽略的眼睛健檢」，也提醒民眾每年可進行的基礎眼睛檢查。及早檢查、預防與治療，是愛眼的最高準則。

身為眼科醫師，衷心期盼這本《啟動護眼行動，別讓眼睛老得快！》，能幫助每一位讀者有正確而符合現代觀念的護眼知識，能幫助自己及親朋好友，一起愛護眼睛，擁有明亮清晰的好眼力！

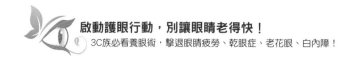

審訂推薦序

保持眼睛健康，適度用眼最重要！

文／呂大文（三軍總醫院眼科部主任）

　　《啟動護眼行動，別讓眼睛老得快！》一書介紹常見的眼科疾病及保健方式，對於關心眼睛健康的讀者很有參考價值。

　　依據世界衛生組織（WHO）的資料顯示，1990年全球失明人口為3800萬，2020年預估有7600萬人口失明，幾乎成長一倍。WHO發現，2002年失明與視力障礙的主因是白內障（占47.9％）；其次是青光眼（占12.3％），再者是年紀愈大愈易得的黃斑部退化（占8.7％）、角膜混濁（占5.1％），以及糖尿病視網膜病變（占4.8％）。本書對這些眼睛疾病都有介紹，相信不管在預防或治療方面對讀者都有幫助。

　　臺灣人的「近視率偏高」，民眾在年紀很小的時候就近

視，沒戴眼鏡的小朋友屈指可數。其原因之一是很多父母在生活中見到小孩吵鬧，就奉上3C產品當保母，難怪孩子的眼力每況愈下。

小朋友一旦近視，隨著年紀增長，近視度數很容易逐年增加。衛生福利部統計發現，1986年小一學童近視率為3％，2010年則攀升至21.5％；而依據眼科醫學會統計，若小學三年級近視到達300度，小學畢業時到達500度，將來近視一定在1000度以上。

近視達600度就是高度近視，而高度近視是白內障、青光眼、黃斑部病變等眼疾的溫床，因此近視度數越高，未來造成失明的風險就越大。其實，近視不只是度數的變化，還會造成眼球前、後徑拉長，使眼球組織發生變化，因此近視者年紀越大、病變越多。

就算是成年人，由於現代人室內活動多，戶外運動少，再加上大量使用3C產品，眼睛長期累積疲勞，無法獲得足夠的營養和休息，也是造成眼睛健康惡化的主因。

3C產品威脅現代人眼睛健康最大的因素有兩個，一個是「讓眼睛過度疲勞」，另一個是「藍光造成傷害」。眼睛疲

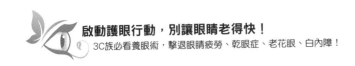

勞可能讓近視度數加深、眼疾惡化，藍光則會傷害黃斑部。這兩種情況若長期持續，最後都可能損害視力。

就像本書所提，要保持眼睛健康，適度用眼最重要，所謂「適度使用」，指的是不要長時間近距離用眼，比如不要在捷運上、走路時、不適合的照明下還猛滑3C產品。如果是工作上必須長期接觸3C的人，建議可配戴防藍光的眼鏡，的確能減少藍光傷害，讓眼睛更舒服。

另外，專注工作之餘，要「確實地」做到每30分鐘就抬起頭來，休息10分鐘，別只當成口號。休息時眨眨眼，即便只是短暫的0.3秒，都能幫助角膜瞬間交換健康的營養物質與代謝掉廢物而避免疲勞，並幫助眼球保濕、預防乾眼症。休息時也不要再使用其他3C產品，盡量望向遠方，才能擁有一雙明眸。

審訂推薦序

加強護眼行動力，別當「眼忙族」

文／蔡景耀（臺北市立聯合醫院中興院區副院長）

　　「眼睛是靈魂之窗」 是許多人都知道的事實，但是如何針對珍貴的靈魂之窗來做保養？卻是許多人不明白，但又亟欲知道的知識。

　　由於電信網路與行動裝置使用越來越普及化，重度依賴科技產品已是現代生活的趨勢。根據眼科醫學會2015年所做的全國護眼大調查發現，全臺民眾每日用眼看3C的時間，累積平均超過8小時；在接受調查的20至45歲青壯年族群中，過半受訪者每天眼睛「黏」在3C螢幕上的時間超過9 小時；其中45至55歲中年族群，則是近四成每日觀看螢幕超過11小時，成為名符其實的 「眼忙族」。

　　全臺護眼大調查發現的另一個驚人事實是，國人的「護

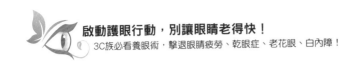

眼行動力」普遍薄弱，超過六成以上的民眾連續用眼半小時以上，卻沒有適當休息，近八成的民眾沒有定期檢查眼睛健康的習慣。

雖然年齡老化是視力的挑戰之一，然而，許多人未到中年，卻提早出現老眼昏花，疲勞、乾澀，甚至流淚、眼睛疼痛等症狀。根據健保署資料的分析，許多老年人常見的眼疾，例如：白內障、青光眼與視網膜黃斑部病變等疾病，都有越來越年輕化的趨勢，令人擔憂。

無論是面對不良的用眼習慣，或是面對歲月對視力的挑戰，要保護靈魂之窗，我們需要有正確的護眼知識，才能培養正確的護眼態度，從而產生正確的護眼行為。

《啟動護眼行動，別讓眼睛老得快！》一書採訪許多專家，歸納出實用的護眼知識，加上國內知名的眼科權威翁林仲教授與呂大文教授審定，值得一讀，特別撰文推薦　。

出版序

「3C族」要懂的正確護眼方法

文／姚思遠（董氏基金會執行長）

　　董氏基金會發行的《大家健康》雜誌，除了實體雜誌外，亦有醫療保健、心理勵志、公共衛生等類別的書籍規劃出版。2011年後，我們逐年增加書籍出版的比重，其中關於「健康樂活」類別的保健書籍，是主要的出版方向。

　　目前已相繼出版《用對方法，關節不痛》、《紓壓：找到工作的幸福感》、《解救身體小毛病：上班族必備的健康小百科》、《照顧父母，這樣做才安心》、《養好胃，身體自然變年輕》、《護好腸，健康從裡美到外》等書，2015年時出版的《蔬食好料理》、《享受跑步，這樣跑才健康！》，均是書籍通路、讀者口碑推薦的暢銷好書。

　　我們期望這類書籍的出版，能協助民眾瞭解各種疾病的

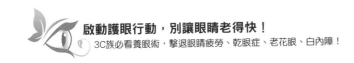

成因及日常預防照護的知識，進而身體力行這些受用的保健常識。透過書籍敘述易懂的文字，解答民眾常遇到的疾病困擾問題，小常識的整理也讓讀者輕鬆掌握重點。

此次出版《啟動護眼行動，別讓眼睛老得快！》，提醒國人要避免不適宜的用眼習慣。尤其現在人手一「機」，幾乎成了「3C族」，不少人經常使用3C不休息，不管光線是否充足，躺著、趴著或在晃動的行進間都會滑著手機看，長時間下來，都會造成乾眼症、近視，甚至老花眼、白內障等眼睛疾病提早發生，嚴重時甚至會有失明的危機。

眼睛是「靈魂之窗」，眼睛的保健不能輕忽。這本實用的「護眼」好書，有最新、最正確的眼睛保養觀念，提醒讀者不要再任意相信坊間一些護眼操的書籍，甚至網路上流傳的「看著運動中的桌球可改善近視」等迷思，我們在書中都有醫師專業的解答。醫師表示，上述方法只能放鬆眼球的肌肉，無法改善已經變形的眼球組織，真正的好方法是把握任何「看遠」的機會（書中4-2章有詳盡的說明）。期望這本好書，讓「3C族」正視自己的用眼習慣。

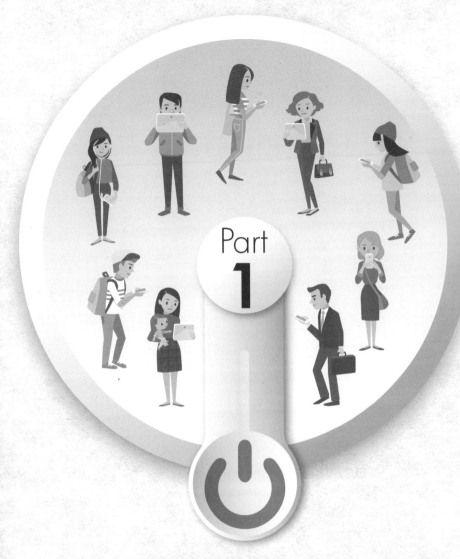

Part
1

雙眼是年齡
藏不住的祕密

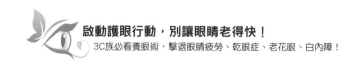
1-1

視力不佳，細紋的搖籃

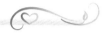

　　你的雙眼是否洩漏了年齡的祕密，甚至讓你的年紀蒙上「不白之冤」？其實，眼睛老化和平常不被重視的小毛病密切相關，擔心明眸提前出現老態，可得先搶救它的健康！

　　一場突如其來的滂沱大雨，讓正在甜蜜約會的帥哥美女急忙躲進一旁的涼亭，帥氣的男主角貼心地為美麗的女主角拭去臉上的雨水，在氣氛最夢幻唯美之際，男主角卻赫然發現女主角臉上原先被彩妝隱藏的黑眼圈，讓她尷尬萬分，趕緊用眼部保養品來補救，才和一雙「熊貓眼」說BYE-BYE，搖身成為「亮眼」美女。

　　這則曾在電視上強力播放的眼霜廣告，讓不少女性看了都會心一笑，片中女主角對於黑眼圈的在意程度，也突顯現代人的愛美趨勢。近年來，不只是臉部的美白與防曬，眼部保養也是熱門的討論話題，每個人都希望自己擁有水汪汪的

明眸大眼，「看」起來更神采飛揚。

不過，多數人只知道熬夜不睡覺會導致黑眼圈、笑得太用力會產生小細紋，往往忽略「眼睛保健」的重要，殊不知用過用眼，且一直放著眼睛的小毛病不管，日積月累也會導致雙眼「老化」，讓平日的保養「破功」，當不成電眼美女。

想讓眼睛「常保青春」，哪些基本功夫要做？

臺北市立萬芳醫院眼科主治醫師宋穗佳表示，想讓眼睛「常保青春」，眼睛保健亦是重要的基本功夫。由於眼睛周圍是全身皮膚最薄的一部分，相對於其他部位肌膚，更易出現細紋等小瑕疵。<u>一般人除了年齡增長，也會因視力不佳或眼睛乾澀，不自覺瞇眼或眨眼，讓眼睛周圍易形成細紋。</u>

這種情況不只出現在年輕愛美、不想戴眼鏡的近視族群身上，不少叔叔、阿姨身上也看得到。宋穗佳醫師說，很多上了年紀的男女出現老花症狀後，以為只要把東西拿遠一點就能看清楚，不需要戴老花眼鏡，但無形中常瞇著眼睛看東西，不

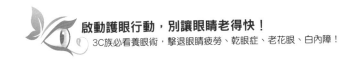

只讓視力更惡化，也因瞇著眼睛，牽動眼部皮膚，導致皺紋變多，更顯老態！另外，<u>長期暴露於紫外線下，也會加速眼睛老化，產生皺紋與累積黑色素，甚至導致眼睛病變，建議出門前最好戴上太陽眼鏡或帽子，為雙眼做好防曬。</u>

除了眼部皺紋外，眼皮鬆弛、下垂、出現眼袋等症狀也是老化指標。馬偕醫院眼科主任鄭惠川表示，門診中常有許多中年人因眼皮下垂或鬆弛，影響美觀與視力而前來求診，希望醫生幫他們拉高眼皮，讓眼睛變年輕。

眼神變化也會透露年齡，例如：小baby通常擁有一雙又黑又圓的清澈大眼；不少老年人則是雙眼混濁。三軍總醫院眼科部主任呂大文解釋，眼球的大小會隨著年齡改變，剛出生的娃娃因眼球較小，黑眼珠占較多比例，因此看起來黑白分明；老年人則由於上了年紀，易患白內障等毛病，讓眼睛看起來不夠清澈、眼神較渙散。

從靈魂之窗一窺全身健康

<u>眼睛不但會洩漏年齡，還能「以小窺大」，看出全身的</u>

健康情況。萬芳醫院中醫科醫師李靜姿表示，從中醫觀點來看，眼睛是人體五臟六腑的反射區，例如：透過「眼球」可以反映「肝臟」健不健康、「瞳孔」可看出「腎臟」是否安好、「鞏膜」則代表「肺」等，俗話說：「眼睛若明亮，全身就光明」，正說明眼睛也反映身體的健康指數。

李靜姿醫師說，上下眼瞼浮腫時，可能代表身體出現水腫或呼吸道毛病；眼睛乾澀或眨眼頻繁，則代表肝腎陰虛，乾眼症患者常有此症狀；若眼睛看起來紅紅的，且容易分泌淚水，代表肝熱，可能患有淚囊炎、砂眼等毛病；女性的眼瞼上下眼皮呈現灰黑色，則意味白帶或月經失調等生理問題。

此外，當眼睛出現結膜變紅、眼瞼紅腫、眼屎較黏等情況，可能罹患急性結膜炎等風熱疾病；而眼瞼及眼角皮膚有色素沉澱，或呈現青灰色時，要小心肝臟是否有問題；若眼帶血絲、眼皮紅腫、面帶倦容，則代表過度疲勞，需多休息。

（採訪整理／羅智華）

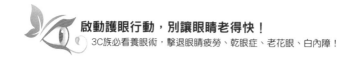

◎ 3分鐘，簡單了解眼睛的構造與功能

◎**結膜**：一層透明的黏膜，可以分泌淚液油脂，讓眼淚均勻分布在眼球表面，是保護眼球表面的重要屏障。

◎**瞳孔**：位在眼球中央的圓孔，功能如同相機「光圈」，可調整光線，當眼睛遇到強光時，瞳孔會自然變小，以便保護眼睛。

◎**水晶體**：位在虹膜後方，如同相機「鏡頭」，可調節遠近焦距。當水晶體受損時，視力也會受影響。老化性白內障就是因水晶體逐漸混濁而造成視力障礙。

◎**虹膜**：控制眼球瞳孔的肌肉，使瞳孔放大或縮小。

◎**角膜**：位於眼球前面的透明組織，也就是俗稱的「黑眼珠」，是眼睛用來接收光線的門戶，其功能就像相機的「接物鏡」，或房子的「窗戶」。

◎**睫狀體**：位在水晶體外圍，具有調節水晶體的功能，並分泌房水液，協助眼睛新陳代謝。

◎**鞏膜**：位在眼球最外層，也就是俗稱的「白眼球」，其功能如同「相機外殼」，可保護眼球。

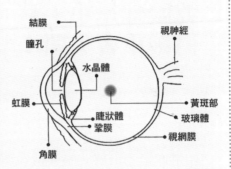

◎**視神經：**位在眼球底部，負責將眼睛接收到的光影與色彩變化傳達到大腦。一旦視神經受損，視力也會受影響，例如青光眼就是因眼壓過高，造成視神經萎縮，長期下來會導致慢性失明。

◎**玻璃體：**位於水晶體後方，體積高達眼球的95％，如同車子的避震器，具有保護眼球及維持眼球形狀的功能。

◎**視網膜：**就像相機的「底片」，具有感光功能，感受光影與色彩變化。若視網膜發生剝離或病變時，會嚴重影響視力。

◎**黃斑部：**位於視網膜正中央，掌管精確的視力、辨色力，光亮適應等三大功能，為視網膜中最重要的部位。

資料提供／三軍總醫院眼科部主任呂大文

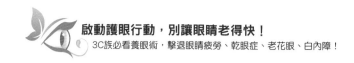
1-2

乾眼症是小毛病，
但嚴重會失明！

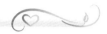

　　如果你是上班族，整天待在辦公室，是否常覺得眼睛酸痛或脹脹的？小心慢性眼疾正悄悄蒙上你的眼睛！

　　現代人工作時數愈來愈長，內勤族長時間待在冷氣房工作，加上一專注，常忘記眨眼，眼睛缺乏休息，一堆眼睛毛病跟著來。根據眼科醫師統計，臨床上最常見的眼睛疾病以「乾眼症」最多，在門診病患中約占四成以上，其中最常發生於待在辦公室的上班族，由於長時間盯著電腦螢幕，眨眼次數太少，淚液分泌減少，久而久之就罹患乾眼症。

忘了眨眼，小心缺乏淚水溼潤易刮傷眼球

　　當眼睛的淚液出問題，不能均勻地溼潤眼睛表面而造成

種種症狀，就是「乾眼症」。一般而言，正常人1分鐘眨眼9～10次，如果忘了眨眼，會引發眼睛乾澀酸痛的乾眼症。乾眼症不是大病，卻讓人不舒服，長期眼睛乾澀，會引發過敏性結膜炎，或因眼睛缺乏淚水溼潤，刮傷眼球，傷害角膜。

　　國泰綜合醫院新竹分院眼科主任陳瑩山表示，電腦工程師最常患有乾眼症，尤其待在無塵室裡，眼睛緊盯電腦或儀器，1分鐘眨眼不到5次，甚至只眨2、3次，常導致乾眼症。這種職業病會隨著時間惡化，也有些人一離開或改變工作環境，自己會復元。不過，他發現，得乾眼症的工程師愈來愈多，來眼科求診的患者中，10個有6個為乾眼症，盛行率排行第一。

　　有無乾眼症，得先經過眼科醫師做淚液分泌試驗，確定淚液分泌是否過少。若為乾眼症，必須定時滴人工淚液，較嚴重的患者，每小時就要點1次。目前市面上有販售人工淚液，有些民眾自行購買使用，但陳瑩山醫師提醒，有些人工淚液含有防腐劑，一天不要點超過4次，最好還是看過眼科醫師再使用。

　　乾眼症是必須長期治療的眼睛疾病，且病情會隨著個

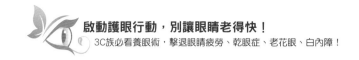
人情況而不同，有些人除了覺得眼睛酸痛乾澀，還會有異物感，甚至影響作息。一旦有乾眼症，最好少戴隱形眼鏡，不要揉眼睛，且最好不要騎機車。

值得一提的是，除了工作環境外，睡眠不足或藥物作用也會引發乾眼症。眼科醫師、臺北市立聯合醫院副總院長翁林仲表示，很多老人家因為年紀大或有事煩心，晚上常常睡不好，導致乾眼症；也有人服用抗憂鬱症藥物或精神科藥物，甚至青光眼患者服用 β 阻斷劑，都會引發乾眼症。不過，這些乾眼症是可逆性的，只要睡眠充足或停藥，之後就不會有乾眼症症狀。

化妝不謹慎也會引起乾眼症

此外，很多女性打粉底、擦睫毛膏時，太靠近眼瞼的部位，導致眼瞼發炎，或睫毛有像頭皮屑的屑片掉進眼瞼，或騎機車時，眼睛受到汙濁的空氣影響，都容易得乾眼症。

除了眼睛乾澀酸痛，乾眼症也會有看不清楚的情況，很像透過毛玻璃看東西，容易誤以為得了白內障。不過，乾眼

症的模糊是短暫性的，白內障則是持續性看不清楚，兩者還是有差別。

（採訪整理／吳宜亭）

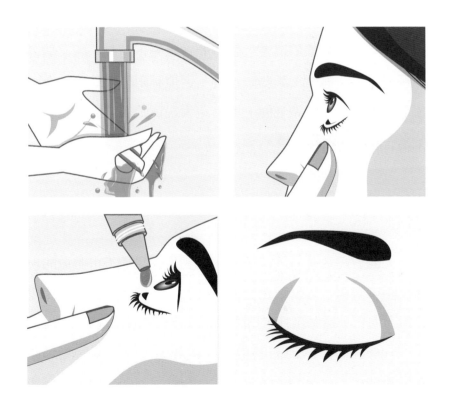

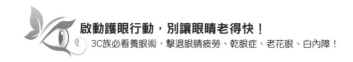
1-3

愛護眼睛，就要做好防曬！

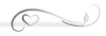

　　很多人重視肌膚防護，記得幫皮膚防曬，卻常忽略眼睛更需要避免紫外線的傷害。長時間在陽光下活動，除了紫外線易引起眼睛病變，讓雙眼無神，習慣瞇眼的動作也會讓眼部易出現細紋，更顯老態，與其花大錢買眼霜防老，還不如戴上一副好的太陽眼鏡。

你要戴眼鏡，還是戴皺紋？

　　人體會隨著歲月的流逝而逐漸老化，這是不可避免的現象，靈魂之窗——眼睛也一樣，雖然隨著年紀增長，無法停止視力退化，透過保護與預防卻能減緩老化的情況。

　　一般而言，眼睛的老化從40歲開始，有些人警覺到老花已悄悄找上自己，會尋求方法，改善視力，不過，也有些

人看不清楚，卻不以為意。殊不知長時間瞇著眼，專注而糾皺著的臉部表情，容易讓雙眼附近產生細紋，所以戴副好眼鏡，不僅能讓視野清楚，也有防止皺紋的效果。聯合整形外科診所院長林靜芸也曾在公開場合強調，常提醒病人：「你要戴眼鏡，還是戴皺紋！」

戴副好的太陽眼鏡
有助遠離白內障與黃斑部病變

除了老花眼，眼前一片霧氣，或總有小蚊子在眼前飛舞的白內障與飛蚊症，也是上年紀的人最容易罹患的眼科疾病。不過，這些以往要到中年以後才會發生的眼科疾病，近年來卻有愈來愈年輕化的趨勢，主要原因除了「高度近視」，「陽光」也與提早老化有關。

長庚醫院眼科部主治醫師侯鈞賀指出，當陽光愈來愈強，紫外線指數愈來愈高時，需特別注意眼部的防曬。紫外線依波長不同，對人體的影響程度也不同，紫外線可區分為3個波段：UV-A（波長400～320 nm）、UV-B（波長320～290

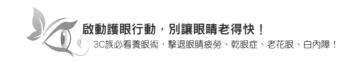

nm），以及UV-C（波長290～100 nm）。其中，UV-C常被大氣層中的臭氧層完全吸收，不至於穿透到地球表面，人體可能接觸到的UV-C多為人工光源，像電焊或紫外線殺菌燈等。

　　人體的構造可以有效減少紫外線輻射量，這是一種自然機制。例如：眼球的橫向排列方式、眼窩的凹陷構造、突出的眉毛、鼻子、臉頰，可以阻擋一部分來自各方向的紫外線；另外，對強光產生皺眉、瞇眼、瞳孔收縮等動作，也可為眼睛提供進一步的保護作用，但對於部分折射的陽光與紫外線，則無法完全避免。

　　有些人放假時會到海濱或雪地等紫外線強烈的地方活動，如果沒有做任何保護措施，當紫外線經由低角度反射進入眼睛後，容易發生急性角膜表皮性點狀病變，引起眼睛疼痛、流淚、畏光、視力模糊等症狀。這還只屬於眼睛表層的部分，若光線經常性透入眼睛內部，甚至會導致白內障與退化性的黃斑部病變。

劣質太陽眼鏡更傷眼
灰色鏡片最傳真

　　除了眼睛的病變，陽光還可能帶來另一項危機。在大太陽底下，一般人常會不自覺瞇眼睛，這項自然反應會擠壓眼睛周邊肌膚，經常因畏光而瞇眼，也容易形成魚尾紋。因此，眼睛的防曬工作，不只是防止眼睛病變，還與眼部肌膚的老化息息相關，愛美女性得提高警覺。

　　侯鈞賀醫師建議，在陽光強烈的環境活動時，應配戴可抗紫外線的太陽眼鏡來保護眼睛。目前市面上，隨處都買得到太陽眼鏡，不過，劣質的太陽眼鏡對眼睛可能有害無益。因為有色鏡片將光線變暗後，眼睛的瞳孔會自然放大，若鏡片無法阻擋紫外線，讓更多的紫外線射入眼睛裡，將對雙眼造成更大的傷害。他提醒，消費者選購太陽眼鏡時，還是到合格的眼鏡行才有保障。

　　太陽眼鏡樣式繁多，各形各色的鏡片讓人眼花瞭亂，除了考慮美觀與實用，更要注意對眼睛的防護度。侯鈞賀醫師表示，不同顏色的鏡片，對於過濾光線也有不同的效果。一般來說，較深色的鏡片隔離的光線相對較多，像「灰色的太陽眼鏡」可以均勻地減少光譜中的光線，比較不會有色差或失真的問題。若純粹以保護眼睛、隔離短波長的光線而言，

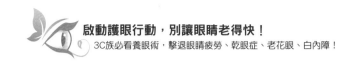
「茶色鏡片」的隔離效果比藍色鏡片來得高。

有色的隱形眼鏡無法抗UV

至於部分有色的隱形眼鏡是否可以當作太陽眼鏡？侯鈞賀醫師解釋，一般市面上有色的隱形眼鏡可分為兩種，一種是在鏡片上有一層淡淡的顏色，但這對隔離光線的效果並不大，因為隱形眼鏡的設計，是方便使用者在室內、室外都看得清晰，顏色不會太深，隔離光線的效果也有限。

另一種隱形眼鏡，只有在鏡片的周邊染上顏色，而鏡片的中心點是透明的，主要是為了改變瞳孔的顏色，來搭配服裝造型，這種隱形眼鏡也沒有隔絕光線的效果，消費者在選購時要特別注意。

小朋友的眼睛黑白分明、晶瑩透亮，也較脆弱，容易受到傷害，卻沒辦法像成人一樣戴上太陽眼鏡來防曬。侯鈞賀醫師建議，在夏日早上10點到下午2點，太陽強烈的時侯，盡量不要帶小朋友出門，如果要出門，可利用陽傘或帽子，為小朋友遮擋太陽，減少陽光對眼睛的傷害。

（採訪整理／陳珮君）

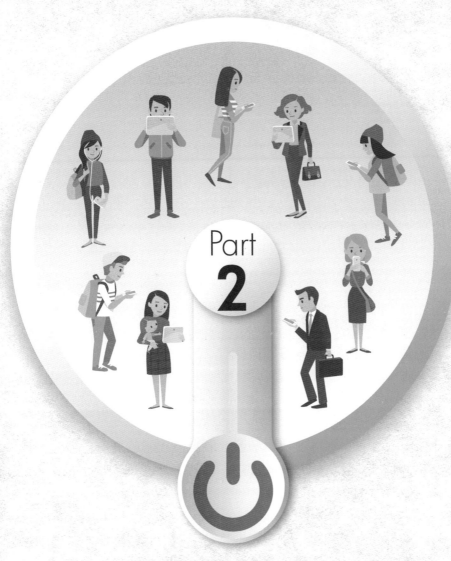

Part
2

不想戴眼鏡，
雷射近視好嗎？

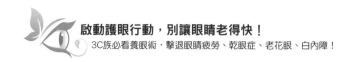
2-1

想做雷射矯正近視，
9個要懂的疑問

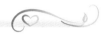

迷思1

雷射後，會得乾眼症？

正解》YES！約2～3個月改善。

馬偕醫院眼科部主治醫師蔡翔翎表示，<u>雷射近視手術是利用鋼刀或雷射，將角膜切開一個瓣膜，角膜周邊神經會因此被暫時切斷，短時間會減少反射性淚水分泌，形成術後乾眼的症狀。</u>

不過，乾眼症多為暫時性，約2～3個月會明顯改善，僅少數病人直到術後半年還需點人工淚液。如果患者歷經半年仍難以適應，點人工淚液也無法改善，可考慮進行淚管栓塞治療，留住淚水。

針對乾眼症，臺大醫院眼科部主治醫師王一中進一步補充，被切除的角膜周邊神經長回來約需半年時間，因此，幾乎每位患者都有眼睛乾澀情形。通常年紀愈輕，愈不易有乾眼症；年紀愈大，乾眼比例愈高，尤其超過40歲的女性，由於荷爾蒙分泌降低，約30%的患者易產生較嚴重的乾眼症，建議這類患者可選擇較不影響淚液分泌的手術，術後也要積極補充人工淚液。不過，多數患者的乾眼症不會影響日常生活。

迷思2

術後夜間易眩光，甚至有光暈？
正解》YES！是暫時性症狀。

術後夜間眩光，通常與患者本身夜間瞳孔大小、雷射治療光學區域有關。主因是夜間瞳孔會自然放大，當夜間瞳孔直徑大於雷射治療光學區域時，就可能造成夜間視力不清，甚至有光暈現象。

大部分患者術後1個月易伴隨夜間眩光問題，約3～6個月

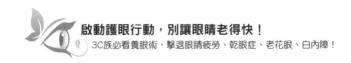
會明顯改善，通常這種現象不至於影響日常生活。

換句話說，患者夜間瞳孔愈大，術後夜間眩光的症狀愈明顯，此外，以目前主流雷射近視手術LASIK而言，角膜切得愈厚，愈會造成夜間眩光。所以，夜間瞳孔較大，又高近視、高散光，且常在夜間活動的患者，不建議進行矯正手術。

迷思3

雷射矯正近視，散光會加深？

正解》NO！

高達95％的矯正者，術後不會出現散光或加深散光度數，多數人術後疑似出現散光，是本來就有輕微散光，當手術解決了近視，反而覺得散光明顯。

迷思4

近視上千度，也能做手術？

正解》不一定，視角膜基質厚度而定！

雷射近視手術主要以角膜基質厚度為判斷基準。如果角膜厚度夠，即使近視高達1200度，也可進行手術；相反的，若角膜厚度太薄，就算近視僅500度，也不太安全。

理論上，高度近視患者，角膜被雷射切削的厚度多；近視度數淺，切削的厚度少。無論厚薄，手術後角膜必須留下約250微米（micrometer）的安全厚度。若剩餘的厚度不夠，則易有進行性角膜膨出的可能，嚴重時可能導致術後視力下降，甚至要進行角膜移植。因此，<u>近視度術與能否接受手術並無絕對關係，要視角膜厚度而定。</u>

對此，王一中醫師指出，目前手術的選擇較多，患者可依自身情況，選擇Epi-LASIK、LASEK、或LASIK（飛秒雷射）來保留更多的角膜基質厚度，使手術更安全。

迷思5
手術能同時解決近視與老花？
正解》YES，但效果不好！

成功的案例並非沒有，而是很少。基本上，年紀到了

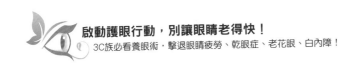

40歲以上，水晶體彈性減退，會面臨近距離閱讀困難，也就是老花眼，而且度數會隨年紀增長而加深。不過，<u>就算手術一併去除老花及近視，幾年後，老花眼還是慢慢會出現。</u>所以，即便能一次解決近視跟老花，但因效果不好，較少人選擇這類手術。

　　針對40歲以上的患者，蔡翔翎醫師解釋，常見作法是完全矯正一隻眼睛，另一眼不完全矯正，預留100～150度的近視；也就是一隻眼睛看遠、一隻眼睛看近。不過，並非人人都能適應這樣的視差，因此，還有另一作法，<u>兩隻眼睛都預留約100度的近視度數，也就是兩隻眼睛都不完全矯正，好處是無論看遠看近，多半不需配戴眼鏡就能看到輪廓，也可延緩老花眼發生。王一中醫師更進一步建議患者，術前檢查時，不妨先模擬或試戴有視差的眼鏡，評估自己能否接受，再與醫師討論。</u>

迷思6

戴了10年隱形眼鏡，還能進行手術嗎？

正解》不一定！

　　長期配戴隱形眼鏡者，如果正常配戴，術前檢查也無異狀，可放心接受手術。不過，有些隱形眼鏡的透氧率不足，加上使用者長時間配戴，角膜邊緣易新生血管，造成手術時出血機率高。若有此現象，建議術前讓醫師進一步檢查判斷，或選擇其它無角膜瓣切割的手術，避免手術時出血進入角膜瓣。

　　另一方面，長期配戴隱形眼鏡也易伴隨乾眼症，若眼睛太乾也不適合手術。一般都會請患者先停戴隱形眼鏡一段時間，再請醫師做一次淚液檢查，假使淚液量恢復正常，即可接受手術。總括來講，是否適合進行雷射近視手術，還是要以患者的角膜狀況、眼睛的乾燥情況而定。

迷思7

矯正視力後，還會近視嗎？

正解》不一定！

　　手術後是否會再近視，需衡量3大因素。

　　1. 患者使用眼睛的習慣。若長時間近距離用眼、使用電

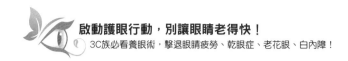

腦不休息等，都可能造成視力回退。

2. 若手術前的度數不穩，例如：患者在2～3年內度數有持續增加的趨勢，就不適合手術。因此，未滿18歲或眼睛尚未發育完全的患者，建議暫時不要接受手術。

3. 與原本近視度數的深淺有關。手術前，近視度數愈高，較易回退；度數低則較不易。不過，多數患者視力回退的度數，不會影響日常生活的視力。

迷思8

視力回退，可以再手術嗎？
正解》不一定！

依術後角膜基質的剩餘厚度而定。正常來說，術前檢查角膜厚度的最低標準是500微米，術後剩餘的最低標準是250微米。換言之，再次接受矯正手術的角膜基質厚度，經計算後仍剩餘250微米以上，就可再接受手術。

迷思9

術後能否配戴隱形眼鏡？
正解》YES！

大部分患者都可再配戴隱形眼鏡，但要注意的是，**手術後角膜被削薄，弧度已改變，故不適合配戴一般隱形眼鏡。** 建議患者別自行購買隱形眼鏡配戴，應回到醫院量身訂做。

（採訪整理／陳詩婷、蔡睿縈）

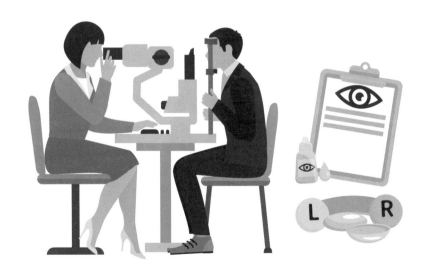

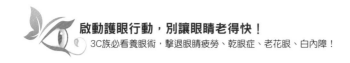

2-2
如何評估自己是否適合雷射治療近視？

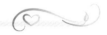

　　不少愛美族群想做雷射手術，免去戴眼鏡的不便及對外觀的影響，只是有些人接受雷射手術後，卻出現嚴重的乾眼症、眩光，該怎麼評估自己適不適合透過雷射矯正視力？

　　美雲原本就有500多度的近視及中度散光，平時就要戴眼鏡才能清楚的看到景物，但隨著年紀逐漸增加，看近物時竟然開始出現不清晰、無法精準對焦的狀況，原來45歲的她已開始步入老花一族。愛漂亮的美雲，不想配戴厚重的老花眼鏡顯老態，雷射能一併解決近視、散光及老花的問題嗎？

飛秒併準分子雷射是近視手術的主流

　　近視雷射手術在世界各國已行之有年，技術也都很純

熟。臺大醫院眼科部主治醫師王一中表示，近十年來，飛秒雷射合併準分子雷射為近視手術主流治療方式。

飛秒雷射就像一把光刀，可將眼角膜切割並掀開，而準分子雷射則在角膜內層進行氣化削切，之後蓋回角膜瓣，讓傷口自動癒合。丘子宏眼科診所院長暨臺灣大學醫學院眼科副教授丘子宏指出，在飛秒雷射還未問市前，是以板層刀來進行眼角膜的切割，但機械刀不像雷射光刀一樣快又準，角膜瓣切割的厚度較難精準掌握，切得太薄可能讓角膜瓣破損，無法完成近視手術，切得太厚又可能導致剩餘的眼角膜厚度不夠，將來可能因眼壓而讓角膜往前突出，造成「圓錐角膜」病變。不過，上述後遺症在眼科普遍使用飛秒雷射的情況下，目前已很少發生了。

大約3、4年前開始發展出「全飛秒雷射（ReLEX－SMILE）」，跟飛秒併準分子雷射手術的差別是，全飛秒不需將角膜切割開來，也無需使用準分子雷射，手術方式是在眼角膜中間挖除一些組織，傷口癒合後就能達到矯正視力的效果。丘子宏副教授形容被挖除的組織形狀就如同鏡面一般，醫師可根據需矯正的度數，來決定鏡面組織的大小。

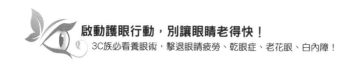

全飛秒雷射的好處是不需將角膜瓣切割開來再蓋回去，相對而言，安全性提高一些。不過，飛秒合併準分子雷射在近視手術的準精度、安全性等方面，累積很多醫師多年經驗和大量的病例數，且醫師操作經驗也相當足夠，因此目前還是最多醫院使用的手術方式。

雷射也可矯正老花

在名人代言下，許多中年人對於使用雷射手術來擺脫老花的困擾十分好奇，也躍躍一試。其實矯正老花的雷射並非新技術，醫師也是使用飛秒併準分子雷射來矯正老花，只不過打的模式不同。

■多焦點雷射

丘子宏醫師解釋，老花雷射通常有多焦及雙焦二種模式。多焦削切其實是一種折衷的方式，假如病患有近視加老花，只進行單純的近視雷射手術，術後看遠可達到視力1.2，

但看小字很吃力；若使用近視加老花的多焦模式，看遠可能只能達到0.8，但看近就會比之前好很多，不過，選擇這種方式的病患要有心理準備，術後看遠看近雖然大致上沒問題，卻都無法看得十分精準。

■雙焦點雷射

至於雙焦模式，則是將一眼近視完全矯正，另一眼保留75～150度左右的近視度數。

王一中醫師補充，完全矯正近視的一眼稱為「優勢眼」，術後主要是用來看遠，而非優勢眼則方便看近。例如病患有500度近視，醫師判斷右眼為「優勢眼」，手術矯正後右眼會有不錯的看遠能力，而被保留些許近視度數的左眼，就成為看近或閱讀的主要視力，雙焦模式對於一般人日常使用都很足夠。

不過，不管是雙焦或多焦削切，皆無法達到雙眼都看得相當精準的程度，單純老花的人想用雷射矯正，就必需犧牲一些看遠的視力，這也是為什麼沒有近視的老花族群很少選

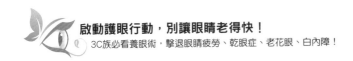
擇雷射手術的原因。

擔心術後乾眼、眩光，術前評估不可少

雷射手術矯正視力雖然方便，但乾眼、眩光等後遺症常令人卻步，尤其女性40歲之後，因淚液分泌大量減少，乾眼的情況可能更為嚴重。

王一中醫師指出，術前評估相當重要，例如淚液、散瞳及瞳孔大小等，都是必需檢查的項目，最重要的是眼角膜的厚度，不夠厚或不適合的人，一定不能強行雷射。

想進行近視加老花雷射的病患，術前最好使用隱形眼鏡或眼鏡模擬術後的度數，更有助於瞭解術後雙眼視差的情況。

丘子宏醫師進一步補充，目前使用的雷射方式後遺症已比以前少很多，術後雖然難免有乾眼、眩光等不適，但會隨時間慢慢好轉，大部分也不會影響生活。

（採訪整理／吳佩琪）

2-3

要做雷射近視手術前，必須與醫師溝通的3件事

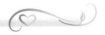

雷射手術其原理是利用鋼刀或雷射，將角膜切開一個瓣膜，再以雷射將瓣膜下的角膜基質進行切削，類似在眼睛做出一個凹透鏡，進而達到矯正近視的效果。雖不是高風險的手術，仍要考量安全性。若想提高成功率，術前哪些事一定要與醫師溝通清楚？

溝通重點1》合理且正當的期望

術前必須瞭解，手術是降低對眼鏡的依賴，而不是完全改善視力。

溝通重點2》術前徹底檢查

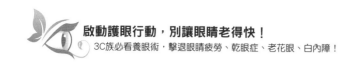
眼睛乾燥程度、角膜厚度、度數穩定與否、配戴隱形眼鏡的時間、本身有無眩光、散光、其他眼睛問題，及患者本身的生活型態等，都會影響手術效果。因此術前檢查，與醫師溝通等，都能讓患者得到完善的建議與準備。

溝通重點3》告知有無服用藥物

有些精神科藥物會讓瞳孔變大，例：抗焦慮藥物，須事先告知醫師。

術後眼睛不小心進水，怎麼辦？

術後眼睛不能碰水，是因角膜的傷口接觸水易引發感染。不過，眼睛不小心進水一、兩滴無妨，但切忌不能用手揉。另外，戲水、游泳等活動建議至少在術後1個月，待角膜完全癒合再進行。而且，也要按照醫師指示點眼藥水，降低感染機率。

（採訪整理／陳詩婷、蔡睿縈）

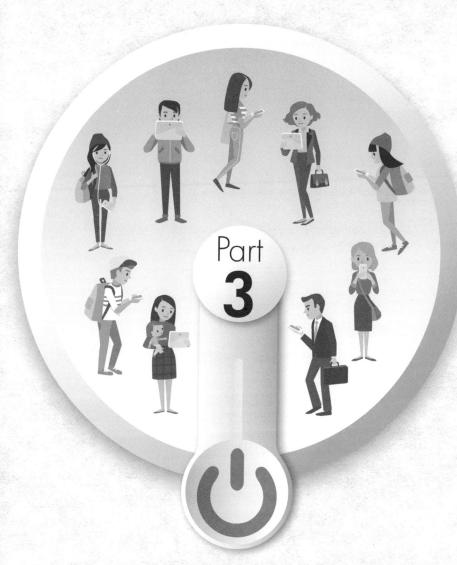

Part
3

3C族搶救惡視力

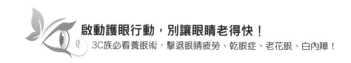
3-1

眼睛常疲勞、酸澀？
當心電子螢幕奪走視力

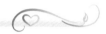

　　你常盯著智慧型手機、平板電腦或電視螢幕，平均一天用眼時間超過10小時，眼睛不時感到疲勞、酸澀嗎？不想用眼時間拉長，蠶食眼睛健康，你對損耗視力的眼疾需要更多防備！

　　科技發展日新月異，智慧型手機、平板電腦、電子書等3C產品已成為現代人必備用品，但大多數人使用這類產品時，都是近距離、長時間使用，或是在晃動的交通工具上、躺在沙發或床上盯著螢幕一直看。

　　因此，民眾常常在不知不覺間距離螢幕太近，或是因為過於專注，導致眨眼次數減少。久而久之，眼睛便容易乾燥、疲勞、紅腫，甚至會使威脅視力的眼疾年齡降低，出現視野變暗、模糊、缺損、扭曲變形等現象。

視力退化不再是老年人專利

臺灣素有近視王國之稱，盛行的族群為16～18歲，約有84%近視，近年來更是逐年下降。根據國健署的調查，國小一年級近視盛行率由1986年的3%，增加到2010年的21.5%，24年來，近視比率已上升7倍。以往近視形成與看電視、閱讀有關，現在則跟近距離使用電腦、智慧型手機有關，因此呼籲家長不要讓孩子太早接觸近距離的耗費眼力行為，避免過早損傷視力。

這些小時候不注意造成的高度近視，加上日後習慣近距離用眼，讓許多老年眼疾不再是老年人專利，開始出現在青壯年身上，一旦視力受損，就難以回復，術後照護及治療也將成為每日例行公事。想保持雙眸明亮健康，從30歲起就要提防以下眼疾。

威脅1　導致視野變形扭曲的黃斑部病變

三軍總醫院眼科部主任呂大文表示，隨著網路及科技

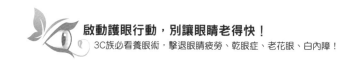

發達,民眾使用電腦、平板電腦及智慧型手機的時間不斷拉長,用眼不當及缺乏休息的關係,使<u>原本是老年人失明主因的黃斑部病變,出現在30、40歲的年輕人身上,眼科門診出現這種「眼睛過勞死」的案例屢見不鮮,通常是高度近視族群、電腦工程師、電玩達人等目不轉睛盯著電腦螢幕的結果。</u>

　　黃斑部是視網膜的中央部分,由於為感光細胞聚集之處,掌管視覺的敏感度及清晰度,若非過度用眼,隨著年紀增長、黃斑部長期受光線照射,也會發生病變。根據統計,50歲的發病率約在5%,年齡愈大,發病率愈高,90歲的病變機率已上升至50%。

威脅2　讓視野渾沌模糊的白內障

　　白內障原本好發於55歲以上,是中老年人常見的眼疾,但近年來眼科門診中,<u>白內障患者的年齡已經下降到30、40歲</u>,林口長庚醫院眼科部視網膜科醫師黃奕修指出,<u>白內障與近視有很大的關聯性,而近視又與長時間近距離使用平板</u>

電腦、智慧型手機相關，目前已有相關研究證實二者之間有正相關。每個月來看診的白內障患者，至少會有1～2名的年輕患者是要進行超音波乳化及植入人工水晶體手術。

白內障形成原因與眼球中的水晶體混濁、阻擋光線透過有關。水晶體位於眼球虹膜與玻璃體之間，當光線通過角膜後，會經水晶體的折射，再將影像清晰呈現在視網膜上，與傳統照相機的鏡頭會使光線聚焦在底片的情形一樣。原本水晶體是清澈透明，但隨著年齡增長，水晶體累積陽光照射的痕跡愈長，正如同走過必留下痕跡一般，逐漸形成混濁狀況，視覺愈來愈模糊，醫界甚至會以「熟了」或「沒熟」做為要不要開白內障手術的術語，前者是指可以開刀，後者是指還不用開刀。

威脅3　全球致盲率第一的青光眼

高度近視是青光眼的好發族群，高度近視又近距離用眼者，稍一不慎，青光眼就會來報到。青光眼是全球不可逆、致盲率第一名的眼疾，更令人頭痛的是，發病初期症狀不明

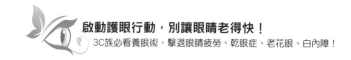

顯，病人通常無從察覺，所以又稱「無聲視力殺手」，呂大文醫師呼籲，當發現靠近鼻翼附近的視野不夠清楚時，或有眼壓升高情形，就需赴醫院檢查，以利早期治療。

威脅4 讓人看來更老的老花眼

近年來眼科門診統計發現，原本是40～45歲才會出現的老花眼，已有下降到35歲的趨勢。呂大文醫師說明，目前門診最常見的老花年齡約在37歲，提早的原因不外乎長時間近距離用眼看東西，或是過度遠、近距離使用眼力，導致眼睛調節能力下降，導致視力未老先衰。

相較於延誤治療會導致失明的黃斑部病變、白內障及青光眼，老花眼對視力的危害沒那麼難以挽救，但有老花眼者，看遠的物體很清楚，近距離的看書、寫字倍感模糊，需戴上老花眼鏡才能改善，也會造成諸多生活不便。

自我檢測眼睛是否健康的11個指標

如何知道自己的眼睛出現問題？以下11點供民眾自我檢測，若有下列症狀，請盡速就醫，挽救靈魂之窗。

1. 平均1天用眼時間超過10小時。
2. 經常感覺到沉重的壓力。
3. 眼皮常覺得很疲勞、很想睡。
4. 常有酸澀問題。

說明：以上屬於眼睛疲勞症狀，若有以上問題，可至眼科門診檢查，眼科醫師可進行「雙眼視覺」、「眼調焦測量」檢查，以了解視力出了哪一類問題。

5. 有突發性流淚問題。
6. 眼睛有刺激感。
7. 配戴隱形眼鏡超過8小時以後，會有異物感。

說明：以上屬於「眼睛表層」症狀，若以上問題持續發生，要立即就醫治療。

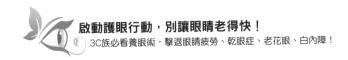

8. 視力出現模糊。

9. 眼睛對焦情況出現緩慢。

10. 閱讀報紙和書時會看不清楚。

說明：以上屬於「視覺」症狀，若有以上問題，可至眼科
　　　門診檢查，眼科醫師可進行「視力矯正測量」、
　　　「雙眼視覺」、「眼調焦測量」檢查，以了解視力
　　　出了哪一類問題。

11. 常有肩膀、脖子、頭痛毛病。

說明：以上屬於「眼外」症狀，若有以上問題，可至眼科
　　　門診檢查，有可能是老花眼或長期近距離看事物所
　　　引起，眼科醫師會建議配戴老花眼鏡或調整電腦距
　　　離、角度，來改善眼外的症狀。

參考資料／根據Survey of Ophthalmology 2005,50(3):253研究彙整而成。

（採訪整理／梁雲芳）

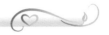

3-2

失明海嘯來襲，
別讓自己醒來看不見！

　　世界衛生組織發出警告，預估2020年將有7600萬失明人口，3C產品帶來便利，卻也危害眼睛健康。千萬別眼睛痠痛了，仍不停滑手機、用平板看影片，過度用眼反而會讓視力節節敗退，提早失明……

　　你常有空就line一下嗎？坐公車、捷運，甚至面對面吃飯，也忙著回應朋友的貼文、打卡，或分享照片？大家都在滑手機，不知不覺，原本該休息的眼睛卻在工作，眼睛隨時處於緊張狀態，當然容易提早報廢！

　　世界衛生組織（WHO）發文警告，1990年全球失明人口為3800萬，1996年達4500萬，2020年預估將有7600萬人失明，幾乎成長1倍。WHO發現，2002年失明與視力障礙的主因是白內障，占47.9％；其次是青光眼，占12.3％；再者是年

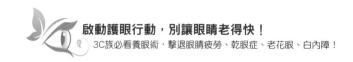
紀愈大愈易得的黃斑部退化占8.7%、角膜混濁占5.1%,糖尿病視網膜病變則占4.8%。

回頭看臺灣,眼疾人數也有增加趨勢。衛生福利部統計顯示,以往被視為老人病的白內障,十年間40到49歲罹患人數,從1萬733人增加到1萬5001人,增幅高達39.8%;若將人數除以就醫總人數,比例則從1.65%增加到2.1%,增幅約三成。青光眼方面,十年間40到49歲罹患人數,從1萬4022人增加到2萬4660人,增幅為75.9%;比例從2.16%增加到3.4%,成長57.4%。

看不清楚仍繼續滑手機?
等到看不見才後悔太遲了

許多眼疾初期症狀是視力模糊,民眾常認為只是眼睛疲勞,而無感地繼續用眼,等到完全看不見才懊悔。遺憾的是,<u>大部分眼疾若傷及視力,視力就無法回復,頂多只能維持發現時的視力,或減緩日後惡化的速度,讓不少當事人後悔萬分。</u>

　　臺灣角膜治療權威、前臺大醫院副院長、眼科醫師胡芳蓉提醒：「過度用眼，雖然眼睛沒明顯感覺，卻讓眼睛睫狀肌持續緊繃。」三軍總醫院眼科部主任呂大文也警告，不少30、40歲的中壯族，已經出現乾眼症、白內障等眼疾，顯示眼睛提早老化。

　　以往女性到更年期，受荷爾蒙減少影響易得乾眼症，但胡芳蓉醫師憂心地說，現在乾眼症已非更年期婦女專利，各年齡層都有，像有些人滑手機、看電腦或打電動的時間太長，眼睛眨眼次數減少，角膜得不到淚液滋潤，長期下來就成了乾眼症患者。

　　臺灣人近視率偏高，且年紀很小就近視，現在到小學走一趟，沒戴眼睛的小朋友屈指可數。生活中常可見滑手機、玩iPad的小孩，父母親怕小孩吵鬧，就奉上3C產品，也難怪孩子眼力每況愈下。

　　呂大文醫師說，小朋友一旦近視，隨著年紀增長，近視度數很容易逐年增加（增幅約到大學才會趨緩）。衛福部統計發現，1986年小一學童近視率為3%，2010年攀升至21.5%，<u>才小學一年級就近視，代表這些人未來會成為高度</u>

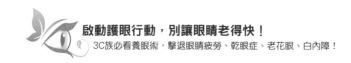

近視的高危險群，而高度近視又是青光眼、乾眼症、白內障的好發族群。

臺灣人手機上網時數全球第三
太依賴3C，引發一連串眼疾

臺灣人到底多依賴3C？也許可從雅虎和國際市調公司Millward Brown的統計看出端倪。臺灣人每天使用智慧型手機上網時數超過3小時，僅次於印度、菲律賓，排名全球第三。

一份《美國驗光及視力科學雜誌》研究顯示，近距離用眼將導致眼睛睫狀肌工作量增加，且使眼疾惡化。2014年中華民國眼科醫學會曾召開記者會提醒，行動裝置有4大視力殺手——「字太小、長時間、近距離和手晃動」，民眾要格外小心。

臺大醫院眼科主治醫師楊長豪多年來觀察也發現，過度用眼導致眼睛不適而就醫的人數明顯增加，最常見的是「眼睛痠痛、流眼淚，嚴重者會感覺後腦ㄅ疼痛」。

目前高度近視的人數快速增加，呂大文醫師說，600度就算高度近視。流行病學上顯示，高度近視的人是「開放性青光眼」的高危險群，同時也易造成「視網膜病變」，恐怖的是，視網膜內若長出新生血管，會危害中央視力，造成「黃斑部病變」，視力缺損將嚴重影響生活。

過度用眼恐造成高度近視外，也讓眼睛提早老化，是併發「青光眼、白內障、乾眼症、視網膜剝離和黃斑部病變的重要原因。

由於眼睛老化是眼疾增加的因素之一，臺灣高齡人口逼近300萬人，預測2025年將邁入超高齡社會，65歲以上老年人口恐達473萬人。胡芳蓉醫師呼籲，白內障為老人第一大眼疾，眼前一片模糊，會讓食衣住行變得難以自理，眼睛病變不容小覷。

（採訪整理／周子嵐）

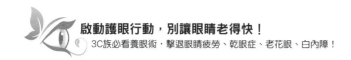

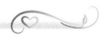

3-3
別再忍，以免失明！
6大視力惡化徵兆

徵兆1
視力模糊、頭痛、噁心
看光有虹彩，當心青光眼

★失明指數高！治療也無法恢復原本視力。

　　如果視力突然模糊，看到的影像彷彿打馬賽克，或有頭痛、噁心、眼睛痛等症狀，當心是青光眼。此類患者到急診室，常被誤診為腸胃炎或是高血壓，一定要有警覺。

　　不是近視的人才有青光眼，遠視的人老化後，水晶體慢慢膨脹，讓眼睛房水排不出去，眼壓突然增高，也會導致急性青光眼發作。

青光眼的患者視神經已經損壞，<u>一定要配合醫生治療，</u>
<u>如果不按醫囑持續點藥，視力會很快惡化，甚至失明。目前</u>
<u>治療無法恢復原本的視力，只能延緩視力惡化的速度。</u>

徵兆2
中心視野變形
小心黃斑部病變

★失明指數高！治療也無法恢復原本視力。

如果看東西覺得中央變得扭曲，東西看不清楚，或看東
西變形，變大或變小，很可能就是黃斑部病變。由於中央視
野缺損，將嚴重影響生活，最終造成視力喪失。臨床上，患
者通常是兩側性發作，引發主因除了過度用眼或年紀大引起
的正常眼睛老化，流行病學調查也發現，有菸癮者罹患黃斑
部病變的機率是不菸者的2至5倍。

<u>目前治療黃斑部病變，無法恢復原本視力，只能延緩老化</u>
<u>速度，醫師因此建議，可以多吃葉黃素，補充黃斑部的養分。</u>

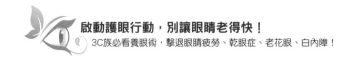
徵兆3

視線裡滿是黑影或飛蚊
當心視網膜裂孔

★視網膜有裂孔，要立刻雷射治療，不然會損害視力。

如果看到陰影或黑點、蟲影、蜘蛛網，在視線內跑來跑去，特別是看白牆時更明顯，看起來好像有小黑蚊飛來飛去，叫作飛蚊症。

若眼前突然出現飛蚊，影響閱讀，最好到眼科就診。這是老化引起的疾病，要先檢查視網膜有無變化，若沒變化，不需要積極治療，只能共存；如果影響到視網膜造成裂孔，卻沒有加以治療，就有可能演變成視網膜剝離，得靠雷射手術治療。建議有家族史、近視較深的人，應定期接受眼底檢查，確定周邊視網膜正常。

徵兆4

視力模糊、看不清楚
小心視網膜剝離

★失明指數高！及早治療，有機會恢復視網膜剝離前的視力。

當視力模糊時，一定要提高警覺，有人誤認是近視度數加深，不以為意就去配眼鏡，容易錯失治療的黃金期，因為可能是視網膜剝離。視網膜剝離不會痛，但視力會變模糊，若有此症狀，建議先至眼科就診，確認有無其他病變。

視網膜是眼球內的感光組織，可比喻為相機底片，是眼睛成像的螢幕，一旦拉扯，恐造成視網膜變薄或產生裂孔而影響視力；此時需用雷射修補裂孔洞或是手術治療剝離。

徵兆5
有睡飽仍眼睛乾澀
當心乾眼症傷角膜

★雖不會失明，但用眼時很不舒服！

長時間盯著電腦又不眨眼，眼睛因淚水過度蒸發，導致

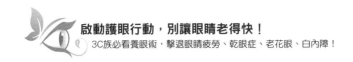
角膜得不到足夠淚水滋潤，眼睛會感覺酸澀，即是乾眼症。

目前治療以補充人工淚液為主，胡芳蓉醫師提醒，別太認真盯著電腦而忘了眨眼。此外，也可用手機定時，每30分鐘提醒自己眨眨眼、起身走走，暫別電腦。

徵兆6

近視度數大增
白內障作祟

★及早治療，可恢復白內障前的視力。

成年後近視度數的增幅和學齡期相較會變小，但長時間過度用眼，近視度數還是會增加。如果視力突然增加好幾百度，一定要到眼科進一步檢查，因為可能是白內障，建議不要延誤治療，以免視力不佳造成危險，及早做完手術，仍可看得很清楚。

（採訪整理／周子嵐）

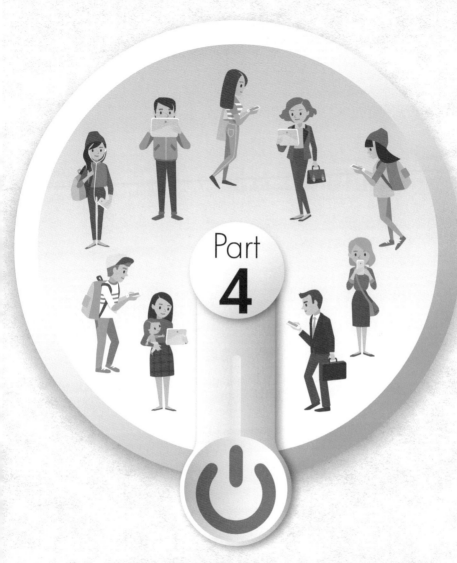

Part
4

哪些護眼行動
一定要做？

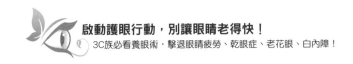

4-1
惡視力靠邊閃，
改正傷眼壞習慣

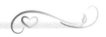

　　今年30歲的鴻志從事設計業，需要長時間接觸電腦及製圖桌，回家後與朋友連繫也是經由電腦媒介，休閒娛樂更是在房間關燈看DVD，過度用眼的後果讓他開始無法集中注意力，最明顯的症狀是視力銳減。經過醫生檢查，發現近視度數從500度飆升至700度之多。

　　臺大醫院眼科部角膜科醫師王一中表示，雖然成人的眼睛視力較不至於產生高度的傷害，但新型態的文書閱讀習慣卻也產生名為「電腦視力症候群（Computer Vision Syndrome，簡稱CVS）」的新型態文明病。症候群內容如名稱所示，如果長時間過度用眼的確有可能讓眼睛視力受損。王一中醫師說明，使用新型閱讀設備的人越來越多，因此就診的案例也是相當普遍。新光醫院眼科醫師鄭成國指出，現

代人眼睛的最根本問題就是「疲勞」，疲勞產生的眼睛痠痛
也是最常見的問題。

你常做卻不知道的 4 大傷眼行為

1. 在晃動的捷運或公車上閱讀

用眼時，眼睛會想聚焦到一個目標上，眼睛必須在直視
的狀況下才會輕鬆聚焦，王一中醫師說明，<u>在晃動的交通工</u>
<u>具上，閱讀目標不易讓兩眼球平衡，眼睛必須花更多力氣對</u>
<u>準目標並保持整體平衡，眼睛容易疲累，甚至有些人會有頭</u>
<u>暈的現象。</u>因而不建議在通勤過程中讀報、看書，甚至使用
手機或電腦。

2. 看電視頻繁轉臺

螢幕轉臺時產生色彩及影像重組，包括畫面中的主角、
構圖等都會讓眼睛肌肉運作重新對焦，王一中醫師提醒，<u>太</u>

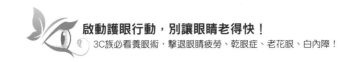
過頻繁地轉臺，眼睛不斷地聚焦，眼球內外肌肉都需要同時調整到正確位置，與在公車等晃動空間閱讀是一樣的原理，易造成眼睛疲勞。

3. 關燈看DVD

　　陰暗的環境下眼睛瞳孔會放大，瞳孔如同相機的光圈功能，瞳孔放大可讓光線大量進入眼睛內，進而使眼睛在黑暗中可以看清楚，然而DVD的強烈光源、光線大量進入眼睛內不斷刺激，容易造成眼睛疲勞。而就寢前，習慣使用智慧型手機的朋友，眼睛易疲勞亦與此原理相同，應不過度受光線刺激，盡量讓眼睛休息。

4. 睡前看書

　　王一中醫師表示，睡前看書與正常看書姿勢的角度不同，像戴眼鏡者睡前躺在床上看書，角度不正常會變成用眼鏡的旁邊部位看書，進而產生偏光，對眼睛造成負擔。鄭成

國醫師說明，睡前燈光通常不夠明亮，也會造成眼睛疲勞。

怎麼用電腦、電視螢幕，不傷眼？

1. 螢幕亮度

亮度太高或過暗都會傷害眼睛，應以舒適為主。需要注意的是，<u>過亮的電腦電視螢幕會產生眩光，凝視的狀態下容易使眼睛太過吃力</u>。王一中醫師提出除了亮度以外，應要調整螢幕的「對比」，對比大較不傷眼。舉例來說，一般看螢幕與看紙張，紙張因對比大相較之下比螢幕舒服，因此對比以及亮度都應該一起調校。

王一中醫師特別提醒，<u>電腦電視螢幕後方的背景光源盡量不要大於螢幕本身</u>，因為螢幕本身就具有亮度，逆光的狀況會造成螢幕內容對比不夠強烈，眼睛就會開始費力。假如螢幕後方是窗戶，光源大過螢幕，可使用窗簾或百葉窗調整亮度，或是移動電腦，和窗戶成直角。而桌上的燈具，應安裝在側邊較佳。

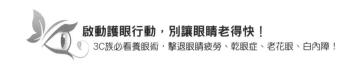
至於在電腦貼上護目鏡框、螢幕貼，也可降低眼睛傷害。王一中醫師說明，護目鏡框如果有除眩光的功能，可降低眼睛的疲勞程度。至於護目鏡框若標榜降低輻射量，鄭成國醫師則說，<u>電腦電視螢幕本身的輻射量並不太會對人體有害，呼籲大家不用太擔心。</u>

2. 螢幕尺寸

電腦螢幕的大小同樣以舒適為基礎，王一中醫師建議螢幕可依個人喜好裝設，小螢幕不可令自己有費力之感。螢幕越大，眼睛就不用太花力氣「看清楚」，不過，鄭成國醫師提及，大螢幕不可超過一定範圍，例如眼睛或頭部要特地挪動角度就屬太大。

王一中醫師指出，電視並非愈大愈好，需考慮家中規格調整適合觀賞的距離，接著選購電視尺寸。而智慧型手機螢幕尺寸相較之下更小，若非撥打電話或急用，應該使用舒適的電腦上網，減少對眼睛的傷害。

3. 螢幕高度

以眼睛平視為基準，向下約10～20度的俯角為彈性幅度。王一中醫師建議電視及電腦螢幕都盡量放平視或以下的位置，人眼球一般在平視及以下的視角最舒適。

自然偏黃柔光，較不容易讓眼睛疲勞

光源宜由上往下，不論紙張書本或電腦電視螢幕，鄭成國醫師建議書寫與光源的關係就是不讓手的影子擋住紙張。而市面上護眼檯燈琳瑯滿目，標榜抗眩光，單一光源等不傷眼功能，王一中醫師表示，眩光會造成眼睛疲勞，有抗眩光的功用的確有幫助，但單一光源則不建議，事實上<u>白光並非自然光，最好選偏自然光為主的黃柔光，可讓眼睛不至於太快疲勞</u>。

抓準你與螢幕的距離，遠離近視

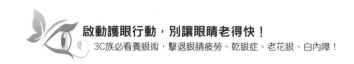

與電腦螢幕距離把握45～60公分以上的原則，王一中醫師建議某些螢幕尺寸較大，甚至距離可拉長至70公分左右，距離太近的話容易產生壓迫感。書本閱讀可以稍微比電腦電視近一些，約45公分以內都可接受。

<u>電視螢幕的尺寸與距離，常見算法為螢幕對角線的2～6倍，即肉眼能看到的最佳分辨率。</u>距離太近，畫面裡的每個畫素無法凝聚成像，影像反而模糊；距離太遠，肉眼視覺也無法看清楚。

網路流傳一種說法「當你看電視的時候，將你的手向前伸直，握緊拳頭，閉起一隻眼，向前看，如果拳頭大於電視，就算合適」，王一中醫師建議，這種測量距離的方式可以接受，可是仍然看個別家中電視螢幕大小而定，並且記住不壓迫眼球與看得清楚不費力為原則。

（採訪整理／蔡松甫、林潔女）

◉ 量一量，你是否用最佳觀賞距離看電視

視訊專家研究人類肉眼對數字影像的反應，算出將畫
面高度除以電視螢幕支援的HDTV最高像素，再乘以
3400，即可得出最佳觀賞距離。以下為常見電視螢幕
的建議觀賞距離。

螢幕吋別	算法	距離
32吋（1366x768）	54.5 / 768 x 3400	241 公分 = 2.4米
37吋（1366x768）	61.3 / 768 x 3400	271 公分 = 2.7米
40吋（1366x768）	67.3 / 768 x 3400	298 公分 = 3.0米
42吋（1920x1080）	64.6 / 1080 x 3400	203 公分 = 2.0米
46吋（1920x1080）	71.0 / 1080 x 3400	224 公分 = 2.2米
52吋（1920x1080）	79.2 / 1080 x 3400	249 公分 = 2.5米

資料提供／王一中醫師

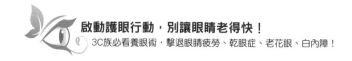

護眼小教室

Ⓠ市面上標榜舒緩眼睛的眼藥水，真能舒緩眼睛不適？含Panthenol、維他命B6的人工淚液真能保護角膜、增加眼睛細胞新陳代謝、及促進活化眼角膜細胞之呼吸嗎？

正解》 正確使用眼藥水，的確能舒緩眼睛疲勞，但並無法活化細胞、促進代謝。

新光醫院眼科醫師鄭成國及臺大醫院眼科部角膜科醫師王一中說明，<u>若要潤滑眼睛，人工淚液比眼藥水有效。</u>至於含Panthenol、維他命B6的人工淚液是否能活化眼角膜細胞，則不甚肯定，頂多是人工淚液中的滋潤功效較大，眼睛滋潤保水自然就能保護眼睛，促進眼睛細胞新陳代謝，所以並不一定是這些成分的作用。

兩位醫師建議，市售的眼藥水一天不要點超過4次，因為眼藥水多半含防腐劑成分。與隱形眼鏡同時使用，少數人角膜會輕微受損，長期下來可能造成慢性發炎的狀況。

（採訪整理／蔡松甫、林潔女）

4-2

遠離失明，你必懂的護眼觀念

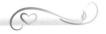

　　眼睛疾病雖然不會致死，卻可能造成失明！在3C產品推陳出新下，想要護眼，使用LED檯燈、做眼球操有用嗎？擁有好視力，其實你一毛錢都不必花，讓專家告訴你，怎麼擁有好視力！

　　「近視加深沒關係，戴眼鏡就好了，現在科技進步，還有雷射手術可以救！」、「滑手機、平板很傷眼，就少看電視，補充葉黃素就好！」……這些自以為正確的護眼觀念，已經讓你比正確護眼的人，多了50倍以上的失明風險。

　　臺灣是世界第一名的「近視之島」，「近視沒關係，戴眼鏡就好」是最普遍的錯誤觀念！因為人的眼球在20歲之前是生長、定型期，越小近視，度數就惡化得越快，超過20歲的速度會趨緩。以目前臺灣大都市中1/3的國小學童有近視的比例來看，到了20歲，太容易超過高度近視600度了！然而，

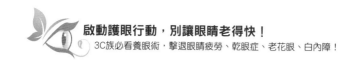
高度近視就是白內障、青光眼、黃斑部病變最大的溫床。<u>度數越高，未來失明的風險越大，是正常人失明風險（不到千分之一）的「50～60倍」，而這只是保守數字。</u>

臺大醫院眼科部主治醫師林隆光指出：「在國小中、低年級就近視，是一件『很嚴重』的事情！」近視是「整個眼球」的前、後徑都拉長，眼球發生了組織變化，且不會回復，所以年紀越大、病變越多，是一條不可逆的路。

現代人的戶外活動少，以室內生活為主，再加上3C產品的大量使用，眼睛長期累積的疲勞無法獲得足夠的營養和休息，是造成眼睛健康惡化的主因。然而，如果你已經錯過3～12歲的眼睛黃金成長期，也超過20歲，那是不是就只能坐等失明呢？

上班族的正確護眼法

威脅現代人眼睛健康最大的危機有兩個，第一是「疲勞」，第二是藍光的傷害；<u>疲勞可能讓近視加深、眼疾惡化，藍光則會傷害黃斑部，這兩種情況若長期持續，最後還</u>

是可能演變成失明。

★方法1
每用眼30分鐘，確實休息10分鐘

在低頭工作時能「確實地」做到每30分鐘就抬起頭來休息10分鐘，且休息時不要再使用其他3C產品，盡量望向遠方，並適時眨眨眼，即便只是短暫的0.3秒，都能讓維持角膜健康的營養物質與代謝廢物瞬間交換，達到避免疲勞、幫助眼球保濕、預防乾眼症的效果。

★方法2
護眼操無效！請把握任何「看遠」的機會

坊間有推廣護眼操的書籍，讓民眾以為護眼操可以矯正近視，但林隆光醫師回答說，護眼操充其量只能讓眼睛「休息一下」！不論熱敷、按摩、護眼操，甚至網路上流傳的「看著運動中的桌球可改善近視」，大多只是放鬆眼球的肌

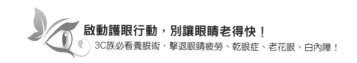

肉，無法改善已經變形的眼球組織。

所以，請多去戶外走走，眼睛從「看近」到「看遠」時就已經在放鬆了，最好能遠望超過10公尺，越遠越好，並避免直視強光，眼睛會更舒服；尤其住在都市的民眾，請盡量把握任何「望遠」的機會。不過，中、老年人如果到戶外，要特別注意用帽子或太陽眼鏡防曬，因為紫外線對水晶體、黃斑部的殺傷力也非常強。

如果你因為護眼操改善近視度數，那麼不是護眼操有效，很可能本來就有一些「假性近視」。所謂「假性近視」，指的是控制水晶體的睫狀肌，因為長期看近，變得疲勞、僵化，無法靈活地調節水晶體，導致看遠時睫狀肌無法放鬆，而造成視力模糊。若只是僵化而未受傷（組織性質並未改變），只要讓睫狀肌恢復彈性，看遠時視力就會恢復。因為睫狀肌只能調節遠、近，所以讓它保持靈活的方法，正是常常看遠！

至於有些人看桌球、做護眼操感覺視力進步了，在學理上專家們都是不認同的。但是，臺大醫院眼科部主治醫師楊長豪提供了一個可能的觀點，那就是做這些活動時，眼睛的

確從書本、電腦上移開，望向中距離，所以眼球內、外的肌肉同時都放鬆了，這時若有假性近視就可能因此獲得改善。

★方法3
適度用3C產品，避免難以估計的傷害

楊長豪醫師近年來針對3C產品的藍光傷害做動物實驗，雖然實驗時間還未夠長到可以提供確切數據，但他說，確定藍光對眼睛是有傷害，建議「適度使用」就不必太擔心。

所謂「適度使用」，指的是可以正常接電話，不要長時間使用，不要在捷運上、走路時、不適合的照明下還猛滑3C產品，這樣的話就不必太過擔心；<u>正常使用3C產品，藍光的傷害還比眼睛疲勞造成的更輕微。</u>但如果是工作上必須長期接觸3C的人，建議可以配戴防藍光的眼鏡，的確能減少藍光傷害，也讓眼睛更舒服。

網路上有防藍光的APP，楊長豪醫師指出，這種APP是將藍光隱蔽，不發出藍光，的確可以保護眼睛，不過螢幕呈現出來的色澤，就會比原先的偏黃。

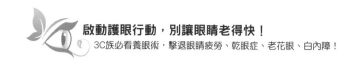

　　其實自然光中也有藍光的存在，只是人造的3C產品，使用的都是LED光源，其藍光特別強烈，而且習慣上又是近距離使用，藍光就會直射進眼睛，對水晶體、黃斑部都有不小的破壞力。加上多數人用3C產品時，常忘記眨眼，疲勞加上藍光傷害，長期下來對人類的眼睛傷害，目前仍無法準確估算。

★方法4
布置舒適的室內照明

　　在燈的選擇上，楊長豪醫師指出，最重要的是「光源」是什麼？跟3C產品的光源一樣，現在越來越多室內照明也用LED，但它對眼睛的傷害很大，同樣是疲勞與藍光雙重的傷害。或許，用在公共照明還不那麼傷眼，因為跟眼睛的距離較遠，但絕對不建議用在室內照明。

　　尤其是檯燈，現在很多LED檯燈也宣稱「護眼」，但LED照射物體後反射回來的光，卻容易讓眼睛疲勞，所以是否可以同時兼顧護眼，是存有疑問的！另外，螢光的光源也同樣不適合拿來閱讀。

（採訪整理／葉語容）

4-3
吃出明眸亮眼

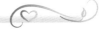

　　臺北市立聯合醫院中興院區營養師童鈺雯表示，許多蔬菜水果含有幫助眼睛的營養素，是保護眼睛不可或缺的好幫手！

　　哪些是眼睛不可少的營養素？童鈺雯營養師說，較為人熟知的有維生素A、維生素B群、維生素C、維生素E，還有近年很火紅的葉黃素、玉米黃素、花青素，以及鋅、硒等眾多營養素。

　　其中，<u>維生素A多存在於動物內臟與深色蔬菜，像紅蘿蔔、紅色地瓜等。而葉黃素、玉米黃素等屬於「類胡蘿蔔素」成員的營養素，則富含於南瓜、芥藍菜、青椒、番茄、玉米、芒果、木瓜等深色蔬果中</u>，以菠菜來說，每100公克就含有12毫克的葉黃素，含量相當高，多吃這類營養素，有助於眼睛抗氧化。而同屬「類胡蘿蔔素」的<u>花青素，則可從藍</u>

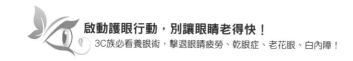

莓、桑椹、蔓越莓等紫紅色蔬果中攝取。

此外，<u>維生素B群則可從胚芽米、糙米、瘦肉、牛奶、豆類等飲食中攝取</u>，童鈺雯營養師說，維生素B群能保護角膜、維護視神經健康，少了它則容易產生視力模糊、視神經病變等症狀。<u>維生素C則可透過水果來攝取，例如：柳丁、橘子、葡萄柚、奇異果、柚子、葡萄等</u>，她建議，民眾可多食用當季水果，不僅含量較豐富、價格也較便宜。

<u>而維生素E富含於花生、腰果、杏仁、核桃等堅果類食物，與平日所吃的橄欖油、花生油、葵花子油中</u>。此外，像<u>鋅、硒等營養素，也具抗氧化功效，可從黑芝麻、蚵仔、魚蝦、小麥、胚芽等海鮮類與堅果類食物中獲得</u>。

至於常面對螢幕的電腦族，眼睛容易疲勞，童鈺雯營養師表示，要多補充維生素A與維生素B群等抗氧化的營養素，來提高眼睛的活力。

虜獲老少芳心的「亮眼」餐點

為了讓一般人可輕鬆在家烹調美味的「護眼料理」，萬芳醫院中醫科醫師李靜姿結合中西醫觀點，設計以下4道簡易護眼食譜供民眾參考。

蓮子桂圓粥

功效：預防黑眼圈，並具有養血補虛之效。

材料：蓮子肉50克、龍眼肉50克、陳皮10克、糯米適量、鹽巴少許。

做法：將上述材料分別洗淨後，將蓮子去芯、保留紅棕色表皮，將食材全部放入鍋，加入適量清水、用大火煮到水滾，再改用小火將糯米燜煮成粥狀，並加入少許鹽巴調味。

蘋果鮮魚湯

功效：防止眼瞼出現眼袋、預防黑眼圈。

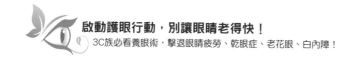

材料：蘋果2個、鮮魚1條、紅棗10枚、鹽巴少許。

做法：先將蘋果、生薑、紅棗洗淨，蘋果去皮去芯去蒂、切成塊狀；生薑去皮切成兩片、紅棗去核；並用油將生薑煎黃，再用薑油把鮮魚煎成微黃色。之後，於鍋內加入適量清水，用大火煮到水滾後，放入全部材料，改用文火繼續熬煮兩小時，並加入適量鹽巴調味，即可食用。

枸杞桑椹粥

功效：有助於舒緩眼睛疲勞、增強體質。

材料：枸杞2錢、桑椹2錢、山藥2錢、紅棗5個、米100公克。

做法：將上述食材一起放入鍋內，加入清水後熬煮成粥狀，即可食用。枸杞與桑椹具有滋補肝腎之效，山藥與紅棗可以健脾胃，對眼睛常感疲勞的人來說，是一帖美

味又易烹調的護眼食譜。

黑豆核桃牛奶

功效：增強眼睛調節功能、改善眼睛疲勞。

材料：黑豆粉1匙、核桃仁粉1匙、牛奶1杯、蜂蜜1匙。

做法：先將黑豆粉與核桃粉炒到微焦狀，再沖入已加熱過的牛奶與1匙蜂蜜即可，適合在每天早晨或早餐後飲用，亦可與早餐同時飲用，<u>黑豆含有豐富的維生素B1與蛋白質等成分，營養價值高；牛奶與蜂蜜則富含維生素B群與鈣、磷，具有保護眼睛功效</u>，綜合飲用後，有助於增強眼內肌力、改善眼睛疲勞。

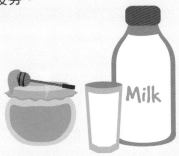

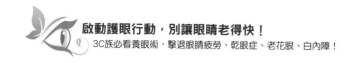
4-4

隱形眼鏡怎麼戴不傷眼？

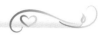

　　近視除了配戴眼鏡、用雷射治療外，使用隱形眼鏡也是常見的選擇，你可知道還有矯正散光、老花的隱形眼鏡？若佩戴了讓瞳孔變大的變色片，你是否擔心染劑對眼睛有害？就讓醫師告訴你，隱形眼鏡該如何正確選擇與配戴。

　　在吃熱呼呼的湯麵時，眼鏡上的熱氣總讓你覺得好糗、好困擾嗎？這樣的不便利，讓許多人紛紛戴起隱形眼鏡，美觀又方便！但隱形眼鏡該如何正確保養？另外許多愛美的女性，為了追求洋娃娃般的大眼，都開始戴起放大片或角膜變色片，來讓自己的眼睛更美一點，但變色片上的染劑真的對眼睛沒有危害嗎？

近視、散光、老花
皆有隱形眼鏡可配戴

　　不想戴眼鏡，也不想接受雷射手術來矯正視力的人，很多會選擇使用隱形眼鏡，尤其目前高度散光也有日拋型隱形眼鏡問市，不想花時間清潔保養的人，有了更多選擇。臺大醫院眼科部主治醫師王一中表示，<u>每家廠牌的散光片隱形眼鏡度數都不盡相同，目前市面上可買到的日拋散光片最高約275度。</u>

　　以往散光片的角度容易偏移，配戴者一眨眼，隱形眼鏡就會歪掉，度數愈高的人愈容易發生這種情況，目前散光片設計雖然會自動歸位，但還是需等一下才能調整回最正確的位置。

　　要注意的是，<u>日拋散光片為了符合大眾的需求，鏡片的度數及角度都無法做得太精準，而長戴型的散光片是根據個人的情況量身訂做，戴起來會更適合。</u>

　　除了近視及散光之外，老花眼也能利用隱形眼鏡來矯正。丘子宏眼科診所院長暨臺灣大學醫學院眼科副教授丘子宏指出，<u>老花隱形眼鏡通常分為多焦及雙焦鏡片二種，前者的缺點就像多焦雷射一般，會形成看遠、看近都不夠精準的情況，而後者鏡片設計為上面看遠、下面看近，因此可能造</u>

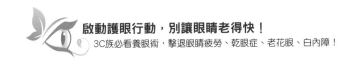

成影像跳動、上下樓梯跌倒等情況，這都是佩戴者選購時要考量的重點。

每次配戴勿超過8小時
變色片恐讓角膜受傷

市面上隱形眼鏡的材質可分為水膠片及矽水膠片二種，目前世界的趨勢是以矽水膠片為主，但臺灣因廠商技術及專利等問題，還是以水膠片為多。王一中教授分析兩者的差異：

■水膠片

主要是靠水來傳遞氧氣，因含水量高，剛戴時會感覺比較舒適，但缺點是會吸水，也會吸附眼睛裡的淚液，戴幾小時後易造成乾眼等不適。

■矽水膠片

矽透氧度非常高，因此含水量較低，有些人剛戴時會有

異物感，但其不會吸水，長時間配戴較不會缺氧。

　　不管是水膠片或矽水膠片，還是建議不要配戴超過8小時以上，王一中醫師特別提醒年輕人，現在很流行的角膜變色片因上面有顏料，除了會影響透氧度之外，淚液也可能將顏料溶解出來，導致角膜受傷或感染。

　　配戴隱形眼鏡前，最重要的是將雙手清洗乾淨，<u>長戴型隱形眼鏡鏡片要每天清潔保養，切忌使用自來水沖洗，否則可能造成綠膿桿菌或阿米巴菌等感染，嚴重者有失明之虞。</u>畢竟眼睛是靈魂之窗，要跟著我們一輩子，應該更細心對待才是。

（採訪整理／吳佩琪）

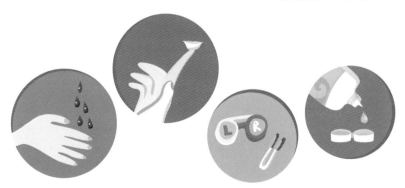

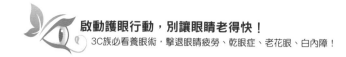
4-5

眼睛癢就點眼藥水，日後易得白內障？

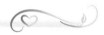

　　眼睛癢就點眼藥水，日後將增加得白內障的機率？眼壓過高，把螢幕保護程式換綠色圖片能有效舒緩？最貼近你生活的眼睛問題，眼科醫師為你解答。

　　蕓熙從事美術編輯工作，每天用電腦做稿、排版，長期下來眼睛痠痛，最近在考慮是否該買個眼部按摩器舒緩疲勞，但價格不菲，讓她猶豫許久。有人建議她使用電腦做稿時，將桌布換成綠色圖片能降低近視率，真如此管用？就讓曾任防盲協會理事長的臺大醫院眼科主治醫師林隆光教授告訴你。

Ⓠ 眼睛癢就點藥水，恐得白內障？

正解》對！

　　「癢」是一種感覺，也是一種刺激反應，通常是有某種刺激，才會造成眼睛癢，例如異物入侵，或是眼睛對空氣、動植物、化學物質過敏。若為經常性癢，通常無特別的解決之道，頂多只能點眼藥水降低眼睛敏感度，但這是否為理想的解決之道，醫界仍有爭議。因為<u>抗敏藥水中多少含有類固醇或防腐劑，若長期點易提早出現白內障，所以也有另派說法不贊成長期點藥水，若真的很癢可嘗試以無防腐劑的食鹽水沖洗。</u>

Q 綠色電腦桌布有助眼睛放鬆？
正解》不見得！建議到戶外望遠，讓眼睛自動調節，效果更佳。

　　綠色是最不耗費眼力的顏色，也能讓心理覺得放鬆舒暢，但建議不用浪費錢將房間布置成綠色，或將電腦螢幕保護程式、桌面換成綠色，因為人們需要的是可以望遠的戶外自然環境，不是「仿綠」的室內空間。

　　若想避免孩子近視，事實上，「看太多電子螢幕」、

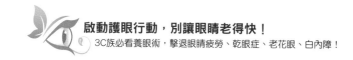

「不夠親近戶外」才是近視的主因,限制孩子看電視及玩電腦的時間,並沒有辦法改善近視問題。

很多研究已知<u>每天有幾個小時固定的戶外活動,會讓眼睛調節能力變好</u>,就算有看電視,在合理時間內也不致使近視惡化。

ⓠ 按摩器敷眼,比敷眼膜更降眼壓?
正解》錯!只要眼睛適當休息即可減緩不適。

就眼睛而言,只要適當的休息、放鬆,就足以舒緩不適,<u>以毛巾包好溫水袋敷在眼皮上,或用眼膜、果凍護眼罩等冰敷或熱敷,均可達到降低眼壓的目的</u>,不需額外購買市面上所費不貲的眼部按摩器。

如果已經選購眼部按摩器,建議依據說明書使用,勿超時也不要自行加壓,以免揉傷眼球,造成內出血。另外,心情不好時使用眼睛,眼睛的確較易疲累,如果使用眼部按摩器能讓身心覺得舒服,多少能達到心情愉悅的效果。

② 哭泣後眼睛紅腫，茶包敷眼能消腫？

正解》茶葉所含的單寧酸可消腫，亦可用菊花茶、鹽水敷眼。

眼睛紅腫千萬要避免揉眼睛，以免雙眼紅腫更嚴重。至於韓劇中常以熱雞蛋放在眼睛及眼周輕輕的轉動，主要目的就是代替熱敷，加速眼部循環與代謝。

坊間常用的祕方是用泡過的茶包敷在眼皮上，這是因為茶葉中的單寧酸是一種很好的收斂劑，可有效消腫。進行的方式是：用2個塑膠袋將泡過的冷茶包分別包起來，敷在雙眼上5分鐘3～4次。

<u>千萬不要將茶袋直接放在眼皮上，否則眼皮會被染成茶色，且單寧酸會直接刺激眼睛引起不適，也不要用熱的茶袋來敷，以免眼睛充血更腫脹。</u>

此外，用水加一點鹽，早上時稍微敷一下眼睛，或用綿花沾上菊花茶的茶汁，塗在眼睛四周，也能很快消除眼睛浮腫及疲勞現象。

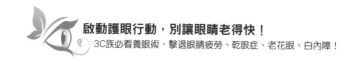

Ｑ 眼皮狂跳、眼屎多，我生病了嗎？

正解》眼皮狂跳可能是眼睛疲勞所致、眼屎多則是發炎現象，應讓眼睛多休息！

為什麼眼皮跳不停？若非經常性眼皮跳個不停，臺大醫院眼科主治醫師林隆光表示，西醫普遍認為這是眼睛疲勞所致，解決之道是多讓眼睛休息。

至於為什麼眼屎多？臺北市立聯合醫院中醫門診中心中醫師楊素卿認為這是虛火上升，應多吃蔬果排洩過多陽氣。林隆光則認為這是因眼睛發炎，可去眼科就診，醫師會提供眼藥水消炎。

（採訪整理／張慧心）

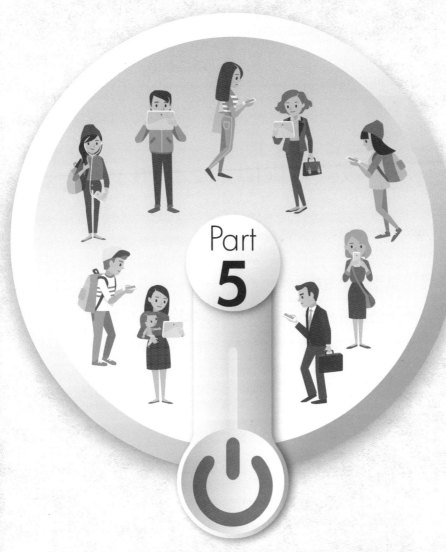

Part
5

別以為這些眼睛疾病
只發生在老年人身上！

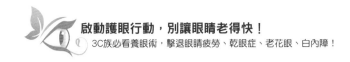
5-1

不是老人專利！
40歲就要提防「老花眼」

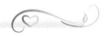

　　老了，才會得老花眼？錯！視力正常的人，平均到了40歲後，就會因水晶體與睫狀肌調節功能老化，出現老花眼症狀。別以為年紀輕，就可以毫無節制地使用3C產品，小心老花眼更早報到！

　　「視茫茫，髮蒼蒼」，一直被視為人類老化的指標，但現代人善於保養，就算40、50歲，很多人從外表還是看不出來。不過，現代人手機、平板電腦等3C產品不離身，過度用眼的結果，卻讓「老花眼」提早上身，儘管膚質、體態維持得很好，但「老花眼」不經意就洩漏了年齡的祕密……

一般民眾約從40歲開始

會有100度的老花度數

多數人以為，老花眼是50、60歲以上長者的專利，但新竹國泰醫院眼科主任陳瑩山提到，視力正常的人，平均到了40歲後，就會開始因水晶體與睫狀肌調節功能老化，出現老花眼症狀。<u>一般民眾約從40歲開始，會有100度的老花度數，每年平均增加10度，50歲時約有200度老花，60歲時約300度</u>，但60歲後老花程度就會逐漸趨緩，老花度數不太會再加深。

不過，隨著科技發展，現代人處於資訊爆炸的時代，不少民眾從小開始，眼睛就常盯著手機、電腦與電視螢幕看。彰化基督教醫院眼科主治醫師陳彥廷表示，眼科醫師判斷老花發作年齡，通常以40歲作為基準，但<u>近5年來，3C產品使用率提高，低於40歲的老花眼患者，平均增加兩至三成，不少人在35至40歲間，就已出現老花眼症狀。</u>

「就連15歲的國中生，也得老花眼！」陳瑩山醫師表示，他在2個多月前，曾收治一名15歲國三男生，他從5歲開始打電動、看電視，近幾年又迷上玩手機與平板電腦，最後因視線模糊，眼睛痠麻脹痛就醫。檢查後發現，該名男同學眼球睫狀肌完全無力，其睫狀肌的調節力，形同40歲的人，

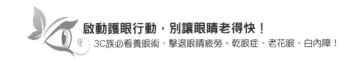

是他目前遇過最年輕的老花眼確診患者。

突然遠望視線變模糊
當心是初期老花徵兆

老花眼在醫學上被稱為「視敏度功能衰退症」，陳彥廷醫師表示，最初期的老花眼症狀，眼睛看遠、看近都算清楚，但遠近切換的調節速度會變慢，例如：<u>看近處（或看遠）一段時間後，眼球迅速變化焦距而遠望（或看近），會突然覺得模糊，得多眨眼幾次，視線才會清楚，一旦有上述症狀，就要警覺有老花眼跡象。</u>

眼球看遠看近的調節速度變慢，是老花眼最初期的典型症狀，但一般人常誤認為是用眼過度導致疲勞，不會放在心上。陳彥廷醫師觀察，多數患者意識到「可能老花了」，多半是眼睛看細小東西時，太近看不清楚，要拉遠距離，視線才會清晰。他舉例：過去曾遇過老花眼患者主述，手指被竹筷細微的細屑刺傷，想拔出皮膚裡的竹刺，但手指拿近看不清楚，得把手指放遠，才能順利拔刺。

陳瑩山醫師表示，「看近距離的東西不清楚」是老花眼最明顯的診斷指標，當看近越來越不清楚，同時出現眼睛痠麻脹痛的不適症狀，老花眼的機率就很高了。他強調，人體眼球睫狀肌的收縮力，從15歲後就會慢慢變差，若平時無節制使用3C產品，導致用眼過度，或是超過800度的高度近視患者，以及水晶體混濁的白內障患者等，老花都容易提早報到。

近視者較慢察覺老花，確診時間會延後

陳彥廷醫師表示，老花眼的確診，除了從發作的年齡判斷患者眼球的睫狀肌與水晶體的調節能力，原始度數也是評估關鍵之一。原本就有近視問題的患者，對老花眼症狀感受不明顯，通常確診時間會較晚；而視力正常或有遠視困擾的人，一旦出現老花症狀，其近距離視線模糊的感受會很明顯，進而產生警覺，提早就醫。

陳彥廷醫師指出，他遇過最年輕的老花眼個案，是一名沒有近視困擾的33歲男性，因從事電腦文書工作，每天上班

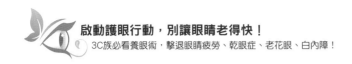

看電腦，下班換玩手機、平板電腦，眼睛「一個螢幕換過一個螢幕」，某天突然覺得視線變模糊而就醫，才發覺老花已悄悄上身。

睫狀肌、水晶體失調，導致老花眼

年輕人的水晶體柔軟且富有彈性，加上睫狀肌的肌肉調節能力佳，眼睛看遠或看近都能迅速調節成像，視線隨時保持清晰，但隨著生理自然老化，或眼睛過度使用，當近距離用眼感到吃力、模糊時，通常就是「老花眼」了。

陳彥廷醫師以照相機來比喻人體的眼球結構，他表示，人體的眼睛結構中有睫狀肌與水晶體，睫狀肌收縮，可增加水晶體厚度，這樣看近物會很清楚；但如果睫狀肌的收縮能力失調，就可能眼睛看遠清楚，但看近卻模糊，出現老花症狀。

陳瑩山醫師進一步解釋，老花眼的問題，最主要是睫狀肌調節機制失衡。看遠時睫狀肌放鬆，可把影像輕鬆、清晰地投射在視網膜上；但當看中距離或近距離時，睫狀肌必須

出力，來影響水晶體厚度，若睫狀肌收縮、調節力不佳，就不容易在看近時正確出力，所見影像就會模糊。

除了睫狀肌收縮、調節力不佳，陳彥廷醫師指出，形成老花眼的第二個原因，是水晶體彈性下降，無法跟著睫狀肌調節一起變化，兩個因素相互影響，都可能導致老花眼。

防曬不確實，當心曬出老花眼

除了過度用眼可能提早誘發老花，陳彥廷醫師表示，根據流行病學研究發現，住在靠近赤道等日照較充足的地方，老花症狀會較明顯。這是因為日照中有紫外線、紅外線等光線，容易對眼睛造成傷害，誘發老化。若以地區來說，住在海邊，或常從事水上、雪上活動的人，眼睛也容易因水面或雪地反射光線而受傷。

陳瑩山醫師補充說，有糖尿病、心血管或白內障等疾病的患者，老花眼的惡化速度會比較快。陳彥廷醫師也提醒，服用部分抗憂鬱藥物、抗組織胺、還有一些利尿劑等，都曾被相關研究提過，可能與誘發老花有些關係。不過，因服藥

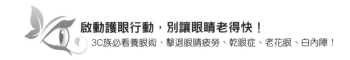

引起的老花症狀，多半在停藥後，就會慢慢復原，不太會再惡化。

　　總之，平時使用3C產品要適時休息，避免眼睛過度疲勞，外出時戴上太陽眼鏡抵禦紫外線，都是延緩老花眼報到的好方法。

（採訪整理／陳軒凡）

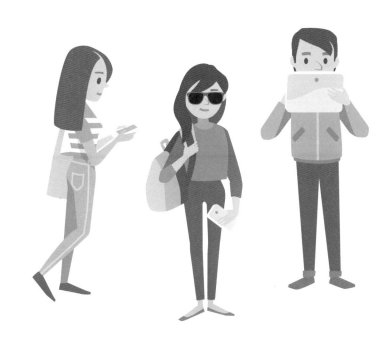

5-2
想改善老花，
可以不戴老花眼鏡嗎？

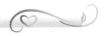

　　有老花眼怎麼辦？到雜貨行買現成的老花眼鏡就好，還是要到眼鏡行選配？不想戴老花眼鏡，怕顯得老，聽說有老花隱形眼鏡，效果如何？若你有老花，這篇文章一定要看！

　　不論是過度用眼，或是老化影響，一旦有老花眼，不少患者最苦惱的莫過於得長期依賴一戴就顯老的老花眼鏡。彰化基督教醫院眼科主治醫師陳彥廷表示，門診中遇到確診為老花眼，卻極度排斥戴眼鏡的患者，以女性居多。

　　陳彥廷醫師回憶，曾治療過一名40多歲、從事服務業的美魔女，她每天要接觸大量人群，為了愛美總習慣戴隱形眼鏡，但眼睛老花後，看近物除了要戴隱形眼鏡，還得戴老花眼鏡，讓她無法接受，直呼醜又麻煩。最後考量患者度數與生活習慣，「維持負責看遠方的主眼隱形眼鏡度數，但用來

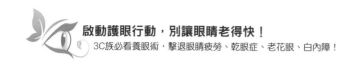

看近的另一隻眼，則降低200度，平衡近視與老花的度數，才解決問題」。

矯正老花眼，驗光配鏡效果最好

對於正常老化的老花眼，新竹國泰醫院眼科主任陳瑩山說，一般都會建議患者配戴老花眼鏡，靠鏡面來矯正視力，以藥物來增加睫狀肌的調節能力，或保養水晶體的彈性，這類藥物部分健保有給付，但治療多半只能暫時緩解症狀，很難光靠藥物完全恢復。

陳彥廷醫師也表示，排除用眼過度、單純因短時間疲勞造成的視力模糊症狀，<u>一般醫師初步會建議，就目前的老花視力度數，去進行鏡面矯正，因為透過戴眼鏡來矯正老花，不但是非侵入性，模糊的視力也能靠戴眼鏡而變清晰。</u>

「想靠配戴老花眼鏡矯正視力，專業驗光是第一步」。陳瑩山醫師提到，很多五金雜貨行都有賣老花眼鏡，不少銀行或政府機關為體貼長者，也會準備，但這些地方提供的老花眼鏡，多半是臨時應急之用，矯正老花眼的鏡片，需把原

本眼睛度數列為評估項目，最好自費尋求專業驗光、配鏡，才能看得清楚又健康。

陳彥廷醫師進一步解釋，<u>有些近視患者老花後，不見得需要配戴老花眼鏡，反而要改配戴低度數的近視眼鏡。</u>建議老花患者不要貪圖方便，去一般雜貨店買現成的老花眼鏡，必須視個別狀況，找專業的驗光師驗光、配鏡。另外，每個人兩眼間的瞳孔距離也都不一樣，找專業驗光師配鏡，才能配出適合自己的老花眼鏡。

「不戴老花眼鏡，老花會惡化嗎？」幾乎是所有老花民眾都有的疑問。事實上，老花眼是一種眼睛老化的現象，一般民眾約從40歲開始會有100度的老花，每年平均會增加10度。但到了60歲後，老花增加的幅度就會趨緩，老花眼並不太會因為沒戴或有戴眼鏡，而更加惡化或減緩。

不過，陳瑩山醫師建議，當看近處視線變模糊時，還是配戴適合自己的老花眼鏡，才能減輕眼睛負擔，不至於因視線模糊而影響安全。

配戴老花眼鏡，漸進多焦點成主流

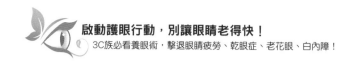

在老花眼的矯正上，醫師多半會建議患者以配戴眼鏡的「非侵入性治療」方式，來矯正視力。老花眼鏡的鏡片選擇上，陳彥廷醫師解釋，大致可分為單焦點、雙焦點與漸進多焦點等3種。

■單焦點

單焦點的老花鏡片，主要是依照個別患者的原始近視或遠視的度數，再加上老花度數，去調配出的鏡片。這類眼鏡通常戴著看近物很清楚，但會有「看遠看不清」的缺失。使用時，如果需要看遠方物體，常得再換另一副眼鏡，兩副眼鏡交替拿上拿下，很容易造成生活不便。

■雙焦點

為了解決單焦點鏡片「看遠看不清」的缺失，雙焦點鏡片被研發出來。老花眼患者使用這類鏡片，可用鏡片上半部看遠，下半部看近，但是鏡片中間會有一條橫線，一看就知

道是戴老花眼鏡，使用上並不美觀，近年已很少人使用。

■漸進多焦點

目前最受歡迎的老花鏡片，是漸進多焦點。這種老花鏡片上下沒有交接點與界線，多了中距離使用，可隨意看任何距離，真正做到「看遠看近，一副搞定」。但此類鏡片設計是中軸部位清楚，左右區模糊，所以常有剛配戴的患者形容，有戴著蛙鏡「在路上游泳的感覺」，配戴時患者需要經過一番練習與適應，才能順利使用。

老花隱形眼鏡，需注意透氧勿久戴

除了戴老花眼鏡，市面上也有不少針對老花族群設計的隱形眼鏡。陳瑩山醫師表示，不論近視或遠視的隱形眼鏡，基本上都是單焦點的鏡片，這類鏡片都只有一個屈光區域，如果是老花隱形眼鏡，通常鏡片需要做成多焦點，在鏡片的中心部位，多做一個看近物能使用的區域，周邊則用來看

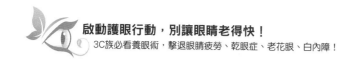

遠，這樣才能同時看近看遠。

　　不過，陳瑩山醫師指出，<u>臨床上較不建議老花眼患者配</u><u>戴老花隱形眼鏡。除了價格比一般隱形眼鏡貴，老花隱形眼</u><u>鏡的鏡片中心厚度較厚，長時間貼合眼球，比較容易有透氧</u><u>度不佳問題</u>；再者，隱形眼鏡的設計，本來就比較適合看遠方，長期戴隱形眼鏡看近物，眼睛較易疲倦；且同樣是配老花眼鏡，配老花隱形眼鏡所需度數，會比配單純老花眼鏡的度數還高，建議矯正老花，還是戴一般老花眼鏡最佳。

預防老花眼
適度打桌球可練眼力

　　因年紀漸長造成眼球睫狀肌調節能力退化，導致「看近看不清楚」的老花眼，除了配戴老花眼鏡矯正視力，陳彥廷醫師表示，<u>平時可一天練習打約1小時的桌球，訓練眼睛焦</u><u>距，隨著小顆的桌球，不斷調整遠、中、近的視線，這樣的</u><u>運動，有助訓練睫狀肌調節。</u>

　　不過，陳瑩山醫師提醒，眼睛緊盯著桌球移動，久了也

會疲勞，不建議為了改善老花，長時間打桌球，「打桌球只能有些微預防的幫助，不可能把老花變成沒老花」。

　　陳彥廷醫師並叮嚀，想要有效預防老花眼，得先正視「老化」問題，建議除了<u>平時不要過度用眼，最多用眼40、50分鐘就要休息10分鐘、多看遠方、多攝取含葉黃素，如深綠色蔬菜、玉米、南瓜、胡蘿蔔等食物之外；外出遇到陽光時，最好要養成戴墨鏡的習慣，才能保護眼睛不提早老化，變成「視茫茫」的老花族群。</u>

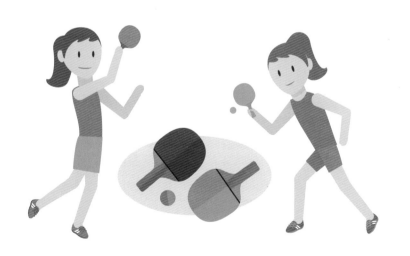

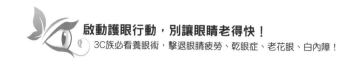

◎ 1分鐘掌握治療新知

國外最新治療老花手術——植入雨滴型凝膠 價格昂貴,臺灣尚未核准

想改善老花問題,除了戴老花眼鏡,還可接受雷射矯正或植入人工水晶體等侵入式治療,最近美國發表了最新療法,號稱在角膜內,植入直徑僅2公釐的超薄水滴狀凝膠,就能使老花得到改善。

彰化基督教醫院眼科主治醫師陳彥廷表示,傳統靠雷射手術治療老花,主要是把角膜角度,「修」成多焦點,雖然術後不用再戴眼鏡,但在夜間開車等極端光線下,易有潛在眩光風險。「雨滴角膜植入」治療老花,其實概念與雷射有點像,手術時要切出、掀開角膜瓣,再把狀似雨滴的凝膠,放入角膜正中心,藉由墊高角膜弧度,達到矯正老花眼的效果。

陳彥廷醫師表示,比起雷射手術,「雨滴角膜植入」最大的優點,就是塞入角膜中的「雨滴」,可視度數改變或術後不適應,隨時再取出來;但靠雷射手術修整的角膜,無法再恢復過去厚度。不過「雨滴角膜植入」手術價格昂貴,國外通常只會單眼植入,臺灣尚未引進,在英國的手術費用逾12萬臺幣。

(採訪整理/陳軒凡)

5-3

高度近視族眼前霧煞煞？
小心年輕化的「白內障」

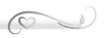

　　白內障已經年輕化，特別是高度近視族更要當心，眼前霧煞煞別以為只是度數加深，當心白內障提早報到！

　　白內障是水晶體混濁，導致視力障礙的眼疾，一般人以為這是中、老年人才會出現的症狀，但隨著3C產品普及，年輕型白內障罹患年紀逐年下降已是不爭的事實，年輕族群一定要正視，且不能忽略白內障造成的視力惡化。

白內障會讓視力不痛不癢默默退化

　　振興醫院眼科暨博士眼科雷射近視中心主治醫師許粹剛表示，美國國家眼睛研究中心（National Eye institute）每10年會進行白內障盛行率評估，2010年與2000年相較，40～

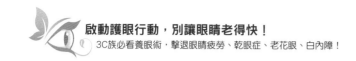

54歲低年齡族群罹患白內障的個案數，比10年前多出近31萬人。雖然臺灣目前尚無大型研究資料顯示年輕性白內障的盛行率，但他臨床觀察發現，20名高度近視的患者，約有1位有早發性的白內障，白內障年輕化的趨勢可見一斑。

3C產品的便利及普及，人手一支3C產品，有些人緊盯螢幕聊天、看影片，有些人靠手機處理公事，回覆E-mail、簡訊，馬偕紀念醫院眼科資深主治醫師王馨儀指出，<u>長時間近距離、過度用眼，會對眼睛調節的睫狀肌形成負擔</u>，她形容就像拉橡皮筋，長期大幅度的拉力會拉鬆肌肉結構，影響水晶體品質，白內障提早老化有跡可尋。

<u>水晶體原本是清澈透明，隨著年齡增長、長期受到紫外線照射或近距離光源不斷刺激，逐漸變成混濁。白內障是不自覺、不痛不癢默默變混濁，一般人看不到水晶體的混濁變化，只能用主觀性的視力感受來了解混濁程度。初期只會覺得視力模糊，沒特別感受，如果惡化程度變快，最嚴重的結果是水晶體變硬，甚至會全盲，視力變得很差。</u>

許粹剛醫師解釋，視力保健進步的國家，因水晶體混濁導致全盲的機率不高，多半會出現在偏鄉僻壤、醫療缺乏的

地區，只要發現視力減退，提早檢查及治療，便能輕易改善視力模糊、畏光的不佳視力。

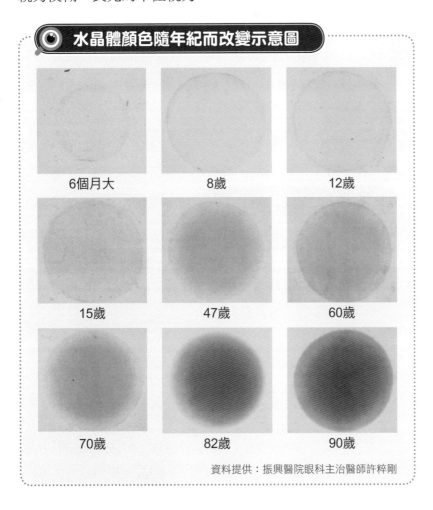

水晶體顏色隨年紀而改變示意圖

6個月大	8歲	12歲
15歲	47歲	60歲
70歲	82歲	90歲

資料提供：振興醫院眼科主治醫師許粹剛

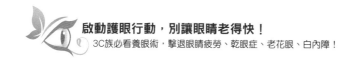

　　許粹剛醫師認為，白內障的嚴重程度因人而異，一小部分的人40歲以下就很嚴重了，像高度近視、患有糖尿病或類風溼性關節炎需長期服藥的患者，即使20、30歲，應該不會得到白內障，但經門診視力檢查發現混濁程度很嚴重；可是，有些健康的長輩，已經60、70歲，還覺得視力堪用。他建議應定期檢查，了解水晶體混濁程度，若已影響到日常生活，及早手術治療，可改善退化的視力。

◎ 白內障自我檢測表

白內障可發生在單眼或雙眼，嚴重程度不盡相同，馬偕紀念醫院眼科資深主治醫師王馨儀、振興醫院眼科主治醫師許粹剛將病人主觀感受匯集歸納成輕、中、重度白內障症狀，供讀者參考，做基礎判別。

程度	自主性感覺
輕度白內障	■ 徵兆不明顯 ・初期白內障，沒有任何徵兆，有時眼前會有固定性黑點。 ・眼睛不會產生疼痛或發紅，視力亦未受太大影響。

■ 視力有些力不從心

・看東西時，有些力不從心，感覺前面有一層毛玻璃擋著，有層霧霧的不清晰感。

・雙眼看東西時，覺得視力還可以，但單眼看時，有一眼的視力模糊。

■ 對光線敏感，會畏光

・光線強烈時，常會覺得刺眼，晴天或晚上開車時，有畏光現象。

中度白內障	■ 和以前相比，感覺視力變模糊 ・以前等公車時，遠遠就看得到公車號碼、車牌；最近怎麼用力看，就是看不清楚，有些模糊。 ・以前視力正常走樓梯時，輕輕鬆鬆踩踏下樓；最近視力減退，踩踏時會有一種探尋樓梯的動作，怕踩空。 ・發現視力清晰度變差。 ・發現近半年來，近視度數變化好大，原來400度，提高到700度，又提升到1000度，更換眼鏡後，度數仍繼續加深。 ・出現「視力第二春」徵兆，突然近距離的視力比以前看得清楚，好像老花減輕了，可是過一陣子，視力卻變得更模糊。

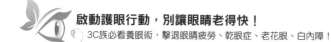
	■ 影像顏色變得晦暗
	・特別是「中間混濁型的白內障」，色覺度及清晰度變差（如圖示）。
	・常覺得光線不足，即使開了很多盞燈，還是覺得光線晦暗。
	・以前看紅綠燈時，覺得燈號清楚、明顯，現在有點難分辨號誌轉換。
	■ 看到很多物像
	・遮起另一隻眼睛，用單眼看東西，會出現多個物像。
重度白內障	■ 嚴重影響生活品質
	・視力看不清，常跌倒、摔跤，嚴重的話，開車時還會因看不清路標和燈號出意外。
	・閱讀報章雜誌、看書時，要拿放大鏡近距離看，但還是抱怨看不清楚。
	■ 從外觀來看，瞳孔有顏色
	・瞳孔會呈現黃色、黑色或白色。
	■ 伴隨其他併發症
	・可能有眼壓高、眼睛水腫等不適。
	・嚴重時會有青光眼、虹彩炎。
	・視力＜0.1。

資料提供：振興醫院眼科主治醫師許粹剛、
馬偕紀念醫院眼科資深主治醫師王馨儀

製表：梁雲芳

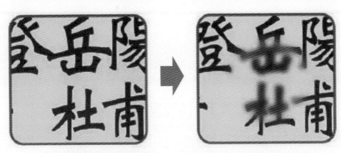

「中間混濁型的白內障」，色覺度及清晰度會變差。

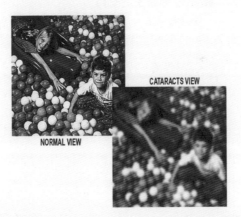

左圖是正常視野，右圖是白內障者看到的景象，
景物都變模糊、不清楚。

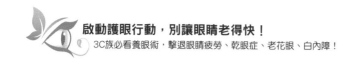

遠離白內障，預防高度近視很重要

許粹剛醫師解釋，白內障的成因和年齡、高度近視、糖尿病、遺傳、環境有關，年齡愈大，水晶體混濁程度愈高，白內障發生率從50歲的60％，持續成長到70歲的90％。遺傳是另一個原因，<u>父母雙方皆有先天性白內障，子女罹患白內障的機率超過50％。</u>

所處的環境也會刺激白內障形成，像過度的紫外線曝露，王馨儀醫師指出，眼睛為精密敏感的構造，眼角膜、水晶體會吸收紫外線，不會對眼睛造成傷害，但<u>長期曝露在紫外線下，會導致水晶體蛋白質氧化變性，造成水晶體混濁，眼睛容易疲勞、酸澀及影響視力。</u>

另外，長時間過度使用電腦，在黑暗中看手機、玩平板電腦，會增加高度近視機率，也會誘發白內障提早發生。

臺灣是近視王國，幾乎一半的人口有近視，600度以上高度近視比例約為20％，高度近視與白內障年輕化的關係十分密切。許粹剛醫師指出，2014年有兩篇大規模研究顯示兩

者之間呈正相關，一篇是土耳其的研究報告，觀察704位接受白內障手術的病人，研究者將病人分兩組，一組是年齡介於45至69歲，有中、高度近視的病人，一組是年齡介於56到78歲，低度近視或沒有近視的病人，兩組病人的年紀相差近10歲，但高度近視的人比沒有近視或低度數的病人，提早得到白內障。

另外一篇是澳洲藍山眼睛研究，追蹤3600位49歲以上成人長達10年時間，發現低度、中度、高度近視病人，接受白內障手術的機率明顯不同。沒有近視的病人是2.54倍，中度近視的病人2.61倍，高度近視高達4.81倍，度數愈深的人，愈容易產生白內障，接受手術治療的機率愈高。

許粹剛醫師呼籲，「<u>要避免白內障提早發生，小時候就要預防近視，遏止度數增加。</u>」王馨儀醫師則建議，家長要以身作則，並督促孩子不要關燈使用3C產品，且用眼50分鐘，休息10分鐘，同時要多帶他們到戶外走走，眺望遠方，讓眼睛接觸綠色的大自然，同時要配合眼科醫師的近視矯正，避免度數急速升高，避免白內障提早到來。

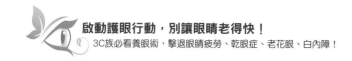

到底要不要接受白內障手術？

白內障是不可逆的疾病，直接有效的治療方式是白內障手術療法，但不少人擔心有了白內障必須馬上開刀，同時害怕裝了人工水晶體會影響視力清晰度。馬偕紀念醫院眼科資深主治醫師王馨儀解釋，如果白內障已經影響到生活作息，或水晶體混濁程度嚴重（一般人常用「熟了」說明），必須馬上開刀，避免失明的可能性，假如是早期、輕度的白內障，沒有明顯影響生活，可透過調整光線的亮度或矯正眼鏡的度數來增進視力。

不過，不少人的白內障介於輕、中度之間，很猶豫是否要接受手術。振興醫院眼科主治醫師許粹剛建議，可從經濟面考慮，手頭寬裕的話，可考慮自費手術及植入人工水晶體，如果想要健保給付，必須符合三大規定，一是年齡需滿55歲，二是視力＜0.5，三是經醫師判定需做白內障手術。

（採訪整理／梁雲芳）

5-4

整天低頭滑滑滑？
當心青光眼讓你一夕全盲

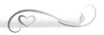

　　許多人不熟悉青光眼這疾病，不知一旦罹患青光眼，只能減緩惡化，無法恢復視力！尤其是常過度用眼或有家族病史的人更要特別提防，以免長期眼壓過高卻不自覺，令自己在短時間內全盲。

　　「視力不可逆的殺手」是中華民國眼科醫學會理事長翁林仲醫師對青光眼的形容。他表示，臺灣民眾熟知白內障會讓視力變差，其實青光眼與黃斑部病變更是失明的主因，還好青光眼可及早預防與治療。

臺灣青光眼者10年成長近七成
100位成人中約有2人

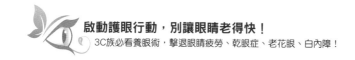

現代人用眼過度，加上高度近視、基因遺傳等，青光眼不再是40、50歲的專利。現在全球有840萬人因青光眼而失明，預估2020年會提高到1120萬人，青光眼躍升全球致盲的重要因素。

根據統計，今年全球約有6000萬人罹患青光眼，但很不幸的，其中3000萬以上的患者（已過半），不知道自己有此項疾病。反觀臺灣，健保資料顯示，2004年確診青光眼人數為18萬7344人，至2013年，青光眼確診患者達到31萬2589人，成長67%；進一步分析發現，2013年10到49歲青光眼人數占27%，年齡有下降趨勢。臺灣青光眼權威、三軍總醫院眼科部主任呂大文分析，若從世界的比例推估，臺灣約有45萬人得到青光眼，顯示還有10萬多人不知道。

從流行病學上推估，100個成年人裡，有2個罹患青光眼，所以呂大文醫師半開玩笑說，如果50歲時開小學同學會，那是一班約50個人的年代，應該會有1人得到青光眼，如果全班都沒人發現青光眼，那大家就要去檢查了。

房水排不出去，眼壓升高

就會造成青光眼

青光眼最大的症狀，就是光線從周圍開始愈來愈暗，因此若有人電腦螢幕明明很亮、卻常嫌光線不夠，必須有所警覺。呂大文醫師形容青光眼是「無聲的視力小偷」，這是一種持續惡化的視神經疾病，嚴重的話會導致失明。通常和眼壓過高有關（但也有低眼壓性青光眼），典型會出現視神經和視野變化。

正常眼壓在20毫米汞柱（mmHg）以下，眼壓過高會壓迫眼內的組織，特別是脆弱的視神經。視神經負責將眼睛資訊傳送到腦部，當高眼壓超過視神經所能負荷的範圍，視神經就會凹陷，導致視覺發生障礙，當視野出現缺損，就叫青光眼。

高眼壓怎麼來？與維持眼壓的房水有關，當房水液排不出去時，眼壓就會升高，伴隨症狀往往是視力受損，甚至會想吐、頭痛。青光眼只會愈來愈嚴重，當視神經被侵蝕掉時，最終會失明。呂大文醫師說，任何青光眼的治療只能協助減緩患者視力惡化的速度，但無法恢復原本的視力，也無

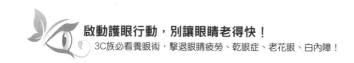
法治癒，民眾要避免青光眼的入侵才是王道。

為什麼會得青光眼？呂大文醫師表示，目前還無法解釋真正原因，臺灣大多數病患是原發性青光眼，無法歸因於任何可避免的情況，但有家族史、長期過度用眼的人要提高警覺；少數病人是因眼睛外傷造成續發性青光眼，包括長期使用類固醇等。

青光眼分3種
視力受損就不會恢復

1、隅角閉鎖型青光眼
強盜型一次偷走視力

這些人的虹膜和角膜間的隅角較正常狹窄，使得眼內房水難以排出，引起眼壓突然升高，這類型多見於印尼、緬甸、越南等亞洲人和遠視的人；占臺灣青光眼患者的35％。

病人常有慢性頭痛、眼睛痛等症狀，往往急性發作時，眼壓會突然升高，看光時周圍會出現彩虹，產生視覺模糊、

劇烈頭痛和噁心等症狀才就醫。有時在急診會被誤診為腸胃炎或高血壓。

呂大文醫師形容，此類患者的視力是被強盜搶走，強盜比小偷凶悍很多，一次就奪走視力，完全不留情。

◉ 4大隅角閉鎖型青光眼危險群

1. 女性
2. 年紀大於55歲
3. 身高小於160公分
4. 遠視100到300度

資料來源／三軍總醫院眼科主任呂大文

2、隅角開放型青光眼
小偷般慢慢偷走視力

這是眼睛的前房房水太慢流出，引起眼內壓升高所致，約占歐美青光眼的九成，這些人就像被小偷一點一滴地偷走視力。

病人初期常無症狀，等到視力模糊或視野缺損才就醫，臺灣年輕青光眼患者常是此類型，臺灣這類型的患者約占45%。

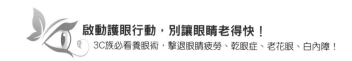
3、低眼壓青光眼
視神經受損所致

此類患者大多沒有高眼壓，因其他原因導致視神經萎縮或受損，在臺灣青光眼患者中約占20％。

高眼壓≠青光眼
眼壓高者必須定期追蹤檢查

如果認識青光眼的人，很容易把青光眼與高眼壓畫上等號。臨床上很多病患有高眼壓，但檢查後視神經無變化，也無視野缺損，這類患者是高眼壓症，並非青光眼。

呂大文醫師解釋，高眼壓症的患者眼壓都較高，可能跟先天體質、服用高血壓藥物或類固醇等有關；如果擔心得到青光眼，可和醫師討論後，定期追蹤眼底神經與視野的變化，一般來說，高眼壓症變成青光眼的機會約為5％到10％。

雖然眼壓是青光眼的診斷重要因素，但越來越多臨床經驗顯示，很多青光眼患者不一定眼壓高，甚至不比正常人來

得高。呂大文醫師強調，除了測量眼壓外，還要綜合其他檢測，才能正確診斷青光眼。

（採訪整理／周子嵐）

確診青光眼的７個方法

1. 視力

患者視力初期相對正常，到了晚期就明顯變差，因此視力檢查不能完全診斷青光眼；許多中期程度以上的患者，因視野縮小，常會感覺夜間視力較差。

2. 眼壓

一般人眼壓在8到20毫米汞柱間。目前醫院診所最常使用的氣動式眼壓計，利用氣體噴到角膜後產生的推力使光點移動，依光點移動的距離來換算眼壓的大小。

3. 隅角鏡

隅角鏡主要協助判斷患者是哪種青光眼。臨床上使用的是蔡司四稜鏡，這是最方便的檢查方法。

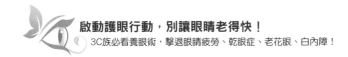

4. 眼角膜厚度

這是測量眼壓的重要因子，如果患者角膜較厚，測量的眼壓會比實際眼壓高，反之若較薄，測量的眼壓則比實際低。

5. 視神經

視神經凹陷是青光眼典型的病徵，「直接眼底鏡」是最廣泛用來檢查神經盤的方法，缺點是只能單眼檢查，立體感較差，還需要其他輔助檢查。

6. 視野檢查

典型的青光眼病患常會出現視野變化，包括範圍變形、縮小或對光敏感度減少等。

7. 誘發試驗

如果上述方法都不行，就得用此方法，可請受檢人在暗室或戴上眼罩一段時間，若眼壓明顯上升，也可協助診斷；但近來視野與視神經檢查已經能獲得足夠的資訊。

（採訪整理／周子嵐）

👁 青光眼症狀分期

分期	視神經受損	視野缺損	視力模擬圖
初期	小於50	未達3分貝	
中期	小於70	不到14分貝	
嚴重期	大於90	大於20分貝	
完全失明		31－32分貝	

資料來源／三軍總醫院眼科主任呂大文

🔍 青光眼風險因子評估

1. **眼內壓（IOP）升高**：是唯一可矯正的青光眼危險因素。

2. **年齡較大**：一般人一生得到青光眼的機率是20％。40歲得到青光眼的機率是1.5％，70歲得到青光眼的機率是7％，年紀愈大得到的風險愈高。

3. **亞裔種族**：隅角閉鎖型青光眼在亞洲較常見，因青光眼而失明，亞裔約占25％，歐美約占10％。

4. **有家族病史**：家族中直系血親如果有青光眼，得到青光眼的機會是一般人的7到9倍。

5. **有心臟病、糖尿病、高血壓**：可能罹患次發性青光眼。

6. **眼睛受傷**：眼睛遭刺擊等嚴重創傷時，可能使房水流出通道受損，使眼內壓立即或逐漸上升。這類傷害也可能導致水晶體錯位，使房水流出通道關閉而導致眼壓上升。

7. **使用皮質類固醇**：長期使用口服類固醇或可體松治療，會使青光眼風險升高，所以紅斑性狼瘡、類風濕性關節炎患者要當心。

8. **重度近視**：外界以為高度近視是1000度，其實是600度。

9. **中央角膜厚度較薄**：小於0.5mm。

資料來源／臺灣青光眼醫學會

（採訪整理／周子嵐）

5-5

眼前出現閃光或飛蚊，恐視網膜剝離變失明

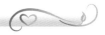

　　視網膜剝離不只易出現在高度近視者身上，眼睛遭受外傷、玻璃體退化的長者、第一型糖尿病患，也是候選人。由於視網膜剝離不會痛，外觀也看不出來，怎麼做才能提早發現、及早挽救視力？

　　從事行銷工作的孝謙下班後常與同事相約打籃球，藉此紓發壓力，某次與隊友傳球不慎被球打到眼睛，當下只覺得看東西有些模糊，一開始以為是眼睛遭到重擊的過渡症狀，但過了幾天，模糊的情形仍未改善，到醫院接受檢查才知道是視網膜剝離。醫師表示，除了外傷，重度近視、年長者、糖尿病患者都有可能發生視網膜剝離。究竟該怎麼察覺及避免視網膜剝離？

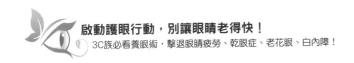

視網膜剝離恐失明，任何年齡都可能發生

視網膜剝離是一種會在短時間內造成失明的眼科疾病，必須盡速醫治。不少人認為視網膜剝離的情況，只會出現在患有重度近視的人身上，其實，<u>視網膜剝離不限於重度近視者，在所有的年齡層都可能發生，而老年和年輕族群的機率較大。</u>

前臺北市立陽明醫院眼科主任王孟祺表示，年輕案例大多與高度近視、眼部外傷或是先天性的視網膜異常相關，而老年患者則是因為玻璃體退化而導致視網膜裂孔，此外，糖尿病患者也可能併發視網膜病變。

視網膜剝離根據不同的性質，可分為裂孔性、牽引性以及滲出性，分述如下：

1. 裂孔性

一般人最容易罹患。隨著年齡增長，眼球裡的玻璃體脫水凝縮拉扯到視網膜導致病變。此外，重度近視、曾接受眼科手術、有家族病史，或是眼睛有外傷，以及另一眼曾視網

膜剝離的人，都有可能發生裂孔性視網膜剝離。

2. 牽引性

因視網膜表面的纖維增生膜產生病變，並且拉扯到視網膜，造成視網膜脫落，患者多數為糖尿病患。而糖尿病患者不單易有牽引性的視網膜剝離，也有一定的機率會併發裂孔性的視網膜剝離。

3. 滲出性

因視網膜血管或色素上皮細胞受到破壞，造成滲液囤積眼球而引起視網膜剝離，患者大多和嚴重的眼球內發炎或是腫瘤有關。

眼內出現閃光或飛蚊，當心是剝離徵兆

一般來說，大約有50％裂孔性的視網膜剝離患者，會看到一陣閃光或是出現飛蚊、黑影症狀（意指看東西時，眼前有物體飄浮晃動）。若中心視力產生盲點或嚴重扭曲變形，

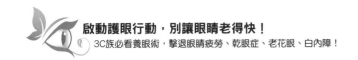

啟動護眼行動，別讓眼睛老得快！
3C族必看養眼術，擊退眼睛疲勞、乾眼症、老花眼、白內障！

則代表視網膜可能已剝離，若忽視不理，視力將嚴重退化或完全失明。

近視雖然可能會併發飛蚊症，但是在成年後飛蚊的狀況很少會突然增加，看東西也不會有視野缺損的情形。由於早期發現視網膜裂孔，痊癒的機率較高，所以有上述症狀的人，王孟祺醫生建議，應提早到眼科診所接受詳細的視網膜檢查，千萬不要延誤就醫。

至於其他類型的視網膜剝離，可能和全身或是眼球內部發炎的疾病相關，所以也可以從病患的病史或是其他異常情況來診斷。

雷射、手術、藥物，不同類型療法大不同

不同類型的視網膜剝離，療法也有所不同，新光醫院眼科臨床研究員王元聖解釋：

1. 裂孔性
根據不同的情況有相對的治療方法，若只是局部視網膜

剝離，醫師一般會利用雷射光將裂孔或剝離的視網膜邊緣做封補，避免視網膜剝離的範圍擴大。

2. 牽引性

需要進行玻璃體的切除手術，在鞏膜的地方打三個小洞，進入眼球將變異的纖維增生膜切除。

3. 滲出性

主要針對眼球內部的發炎或是腫瘤用藥物來進行治療。若視網膜剝離的範圍過大，這時就需動用外科手術，在每個裂孔的周圍，用雷射或是冷凍的方式製造出穩固的疤痕組織，運用扣壓或者氣體填充方法，將剝離的視網膜恢復到原本的位置。

一般術後需幾個月的時間，視力才能穩定，由於技術的進步，接受外科手術後，成功的比例可達到80～90％。現在的視網膜剝離手術健保都有給付，但一些手術中需要的特殊消耗用品，則不在給付的範圍，患者可根據自己的需求和主治醫師的建議來選擇不同的手術方式。

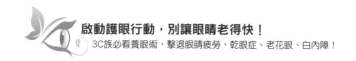
曾雷射矯正視力者，應定期追蹤檢查

　　王元聖醫師表示，視網膜剝離不會痛，外觀上也看不出來，因此常被忽略。若是感覺到眼睛有異狀，他建議當事人<u>可輪流遮住一眼，檢查兩眼的視力是否相差很大，或是飛蚊的數量有無增加、有無局部視野缺損等症狀。</u>

　　臺灣地區近視人口比例高，飛蚊症的患者也相當多，其中少部分的民眾有視網膜剝離，建議定期接受眼科醫師檢查，以早期發現、治療。

　　另外，有些人以為接受過雷射矯正近視手術就不會視網膜病變，這其實是錯誤的觀念，假如在雷射矯正近視前就是高度近視的患者，仍應定期接受視網膜檢查。

（採訪整理／郭澄宇、林潔女）

5-6

糖尿病友要定期檢查眼睛，避免眼盲危機！

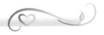

前臺北市立陽明醫院眼科主任王孟祺及双眼明眼科診所醫師王元聖均表示，糖尿病患分為第一型及第二型。根據研究，第一型的糖尿病患經過20年後，幾乎100%會產生視網膜病變。而第二型的患者，也會有60%的機率視網膜病變。

增殖性視網膜病變
易讓視網膜剝離或裂孔而失明

根據嚴重程度，糖尿病患者的視網膜病變一般分為兩種類型：「非增殖性」還有「增殖性」。其中「增殖性糖尿病視網膜病變」是指視網膜產生新生血管。這些新生血管並不像正常血管一樣，它們非常脆弱，一旦破裂會引起大量的玻

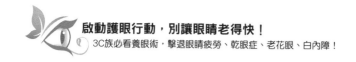

璃體出血，讓患者視力急速下降。另外，這些新生血管會合併纖維細胞的增生，拉扯到視網膜，產生牽引性的視網膜剝離或是併發裂孔性的視網膜剝離。

　　<u>治療糖尿病患者的視網膜病變，首重血糖控制。</u>由於糖尿病患者的視網膜病變，在視力受影響前，可能眼睛完全沒有症狀，所以<u>一旦診斷出有糖尿病，應每年定期接受視網膜檢查。</u>

　　糖尿病患者一旦視網膜病變，醫生會根據病情，建議患者接受眼底螢光血管攝影檢查，以評估視網膜病變的嚴重度，以便選擇最適合的療法。

　　若高血糖已嚴重影響視力，應配合醫師指示，接受雷射治療或是在眼球內注射藥物治療。如果已形成大量的玻璃體出血，而且出血無法被人體自行吸收；或是產生牽引性的視網膜剝離且影響黃斑部；或是同時併發牽引性和裂孔性的視網膜剝離，就必須接受玻璃體切除手術等外科治療。

（採訪整理／郭澄宇、林潔女）

5-7
擊退讓眼睛過勞死的黃斑部病變

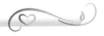

近視族，別讓你的眼睛「過勞死」！早期發現黃斑部病變，提早預防惡化，才能避免視野扭曲變形讓人寸步難行！

根據新聞報導，因經濟不景氣，公司更重視員工表現。一位42歲的李姓電子工程師，近年來熬夜加班，壓力相當大，幾個多月前開始左眼視力模糊，起初不以為意，最近突然發覺左眼視力模糊加劇，看物體變得昏暗、變形，兩眼無法對焦，至眼科求診，經過儀器與醫師檢查，診斷為「中心漿液性脈絡膜視網膜病變（CSCR）」，俗稱「眼睛過勞死」，即是眼睛黃斑部病變。

許多年輕族群對黃斑部病變很陌生，甚至認為這是老年人才會得到的眼疾。三軍總醫院眼科部主任呂大文表示，此病的初期症狀是視力糢糊、對比顏色敏感度變差，或看不清楚小東西，譬如不能按搖控器的按鍵，部分患者常以為是太

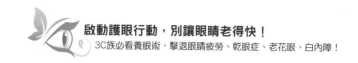

疲勞、壓力大或近視加深引起，特別是有高度近視的人，黃斑部功能早已退化卻不自知，等到中央視力突然出現扭曲或黑影幢幢緊急治療時，才知道是黃斑部病變。

延誤治療，八成病患恐達失明標準

年輕族群因高度近視引起的黃斑部病變，看似與老年性黃斑部病變類似，但兩者有很大的差異，治療方式也不同，多半只能防止惡化，很難再回復以往的視力品質。

林口長庚醫院眼科部視網膜科醫師黃奕修表示，「黃斑部病變特性是，眼睛為了挽救視力老化而出現增生機制，新增血管絕對不是一件正確的事，代表眼睛的機制被破壞了。」

目前老年性黃斑部病變若未能在2年內積極治療，常會演變成新生血管濕性黃斑部病變，眼睛會出血、水腫，八到九成病患的視力會惡化到0.1以下，達到法定失明標準。估計臺灣每年濕性老年性黃斑部病變約4萬人，濕性老年性黃斑部病變成為長者的頭號致盲殺手。即使是年輕族群的黃斑部病變

<u>若不重視，延遲就醫，一樣會有失明可能。</u>

黃斑部病變不易治療，預防最重要

　　治療黃斑部病變並無特效藥，以往用雷射和光動力療法治療，效果有限，只能維持，無法有效改善視力。近年來已研發眼內注射標靶藥物，目前有兩種，一種是Lucentis，另一種是Avastin，都是蛋白質生物劑質，作用為抑制新生血管增長，前者是目前唯一認可的藥物，可以直接注射到眼睛，價格為5萬元，健保給付3次，之後則由患者自付；後者只適合靜脈注射，並非正規治療藥物，但價格便宜，約8千元。

　　根據臨床研究，90％以上濕性黃斑部患者可維持原狀2年、78％以上視力進步、42％以上擁有駕駛視力。標靶藥物的價格並不便宜，而且每個月一定要到醫院打針，是很漫長的治療，黃奕修醫師特別呼籲：「黃斑部病變不易治療，預防更為重要。」

多攝食黃、綠色食物，有助預防病變

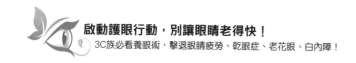
　　吸菸、過量曝曬陽光會使黃斑部受到傷害,連帶治療都會受到很大的影響,所以一定要戒掉抽菸的壞習慣,遠離二手菸。戶外踏青、旅遊時,一定要做好防曬措施,戴一副太陽眼睛、一頂遮陽帽,務必要避免陽光過度照射。

　　黃斑部位於視網膜中心,呈現的黃顏色是由葉黃素及玉米黃素所構成,身體不會自行合成,必須要攝食綠、黃色植物才可獲得。<u>想讓黃斑部更健康,平常要多吃甘藍、菠菜、芥菜、枸杞、胡蘿蔔、奇異果、綠色葡萄等含有葉黃素及玉米黃素的食物。</u>

　　黃斑部病變患者大量缺乏葉黃素,可補充含高量葉黃素及玉米黃質的營養輔助食品、含omega-3多元不飽和脂肪酸的魚油,以及維生素A、C、E、鋅、硒等抗氧化物,減緩黃斑部繼續惡化。

　　每年定期進行全面性的視力檢查,及早發現、及早治療,能降低病變發生。<u>40歲以下沒有黃斑部病變病史的民眾,每4年至少要進行一次檢查,40歲以上者,每年至少一次。若有家族病史者,每3個月就應定時檢查。</u>

（採訪整理／梁雲芳）

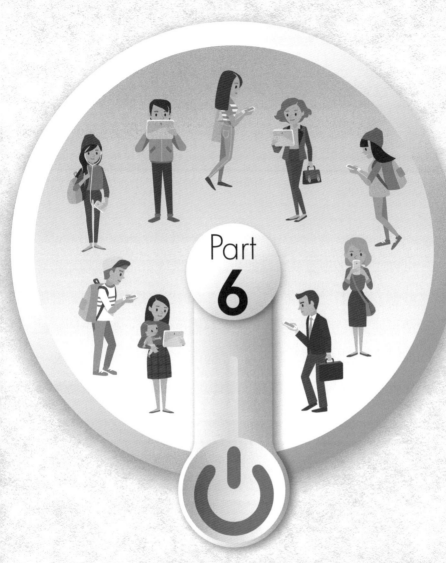

Part
6

不可忽略的
眼睛健檢

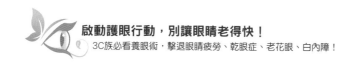
6-1

眼睛檢查，你該知道的事

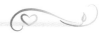

　　除了有300度近視、常感覺眼壓較大之外，25歲的文志平常的視力都沒什麼問題，直到這幾天中間視野好像被一層黑紗薄幕遮蓋住，看不清楚。經眼科醫師檢查，發現年紀輕輕的他，竟罹患了視網膜剝離症！醫師說，還好他即時就醫，再晚幾天的話可能就變成盲人了！

基本項目應包括「視力、眼壓、眼底檢查」

　　一般最基本的健檢中，關於眼睛的檢查只有「視力」及「辨色力」，也就是檢查遠視、近視與色盲，但其實眼疾的種類很多，如果有眼疾的病灶正在成型，光靠這3項是檢查不出來的。

　　包括「初期、中期的青光眼」，視力完全正常，等到發

現視野有缺損，往往已是嚴重難治的末期了。而視網膜「裂孔」時視力也可能完全正常，如果沒有深入再做眼底檢查，裂孔便無法被發現，如果它有一天演變成剝離，就會像上面文志的例子一樣，差一步就可能失明。

眼睛健康檢查的基本項目應包括「視力（遠視、近視）、眼壓(看青光眼)、眼底檢查」三項，這三項做完，醫師才有足夠的資訊去分析，看有沒有潛在的失明風險。民眾如果是自行到健檢中心做健檢，有可能沒有做足這三項檢查，或做了卻沒有眼科醫師做判讀，而錯失了治療的機會。

然而，如果是有眼睛不適（例如：眼睛疲勞）症狀而到眼科或診所就醫的，通常初診會先做完這三種檢查，才讓醫師判讀，「有症狀的人」檢查費用可由健保給付；但沒有不適症狀者，只是定期檢查的話，健保並不給付。

重要且基本的眼睛檢查項目

檢查項目	意義
視力矯正檢查	含電腦驗光及中心角膜曲度檢查，測量並確定近視、遠視、散光的度數，再依照度數矯正並測試視力

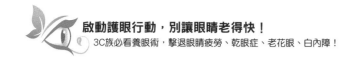

眼壓檢查	測量眼壓是否過高或過低，是篩檢青光眼的例行檢查
（散瞳後）眼底鏡檢查	檢查是否有玻璃體混濁（飛蚊症）及視網膜病變（視網膜周邊病變、黃斑部病變等）

該多久定檢一次？

臺大醫院眼科部主治醫師林隆光表示，應依照失明風險的高低來決定自己該多久檢查一次，如下：

➢ 半年：眼睛手術的術後患者（初期每3～6個月一次）、自覺近視度數加深的人（經散瞳後檢查度數）、20歲以下的人。

➢ 每年：近視、遠視、有家族的眼疾（如：青光眼、白內障、黃斑部病變……等）病史者、糖尿病患。

➢ 每3～5年：自覺近視度數沒有加深，沒有明顯不適感的成年人。

（採訪整理／葉語容）

6-2
一年花40分鐘，守護雙眼

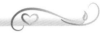

　　青光眼、黃斑部病變、視網膜病變等會造成失明的眼疾，初期都沒有症狀，常到中後期才讓人感覺視力退化，但太晚治療已無法挽回缺損的視力。提醒您，一年為眼睛安排一次健檢，早一步挽救靈魂之窗。

　　健康檢查的目的是察覺身體隱藏的危機，透過儀器檢查，早一步在疾病出現徵兆前，就發現問題存在，並預防疾病發生。

眼疾不會威脅生命，常被許多人忽略

　　現代人用眼過度，常於眼睛需要休息時，還是不斷使用，導致眼睛病變的機率飆高。臺北市立聯合醫院中興院區副院長暨醫務長，同時也是眼科醫師的蔡景耀表示，眼疾是

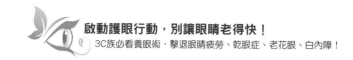
指會引發失明的疾病，例如青光眼、白內障、黃斑部病變、視網膜病變等。一般人較注重與生命相關的健康檢查，如大腸癌、子宮頸癌等癌症檢查，眼睛健檢這部分容易被忽略。

蔡景耀醫師認為，<u>4至6歲為兒童視力發育黃金期，建議每年至少做1次檢查。</u>雖然學齡兒童眼睛狀況普遍比大人好很多，但不代表小孩的眼睛就絕對沒問題。孩童可能患有早發性或先天性的眼睛疾病（如弱視），也可能是藥物所致或外在因素造成受傷，甚至剛出生時患有免疫疾病造成眼疾。通常一般眼科診所都能應付多數基本的眼睛檢查項目，經過初步篩檢後，如果發現異狀，才會再依照不同的症狀用更精密的儀器進行更深度的檢查，找出潛在危險因子。

當心白跑一趟，檢查前該注意這些

眼睛健檢時，除了需要攜帶身分證、健保卡及原框架眼鏡外，如有配戴隱形眼鏡者，軟式隱形眼鏡必須停戴3天，硬式隱形眼鏡則停戴1星期。另外，有使用眼藥或慢性病藥物，檢查前無須停藥，但需攜帶相關藥物提供醫師參考。

蔡景耀醫師表示，健檢最重要的就是找出最佳的矯正視力，為了找出最佳的驗光值，健檢前睡眠必須充足，盡量不要熬夜，必須保持精神狀況良好。

此外，學齡兒童檢查有可能會使用散瞳劑，眼睛會有模糊的現象，且會畏光。檢查時最好有人陪同，也可準備帽子或太陽眼鏡來遮陽。

哪些人需定期眼睛健檢？

蔡景耀醫師表示，除了4至6歲孩童，建議以下成人每年安排一次眼睛健檢：

❶ 近視600度以上的高度近視者。

❷ 有糖尿病者：致盲機率比一般人高。

❸ 高眼壓者：會導致青光眼，一旦病發，視力可能會越來越模糊，甚至失明。

❹ 有家族遺傳眼疾或長期使用類固醇及慢性藥物：臨床上發現，這都可能造成白內障或其他問題，就算沒

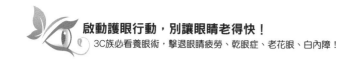

有任何不適，眼疾還是可能找上門。

❺ **長時間使用3C產品的人**：有些人白天上班時一整天使用電腦，夜晚眼球該休息時，還繼續用手機上網或玩遊戲，讓眼睛不能靜養。「過量用眼」會導致眼睛負荷，造成近年來眼睛病變年輕化。

眼睛健檢是提供沒有症狀的人使用，假如眼睛感到不舒服，建議直接看眼科。蔡景耀醫師強調，健檢是挑幾個項目檢查，不代表眼睛百分之百健康，一次眼睛健檢正常，也不代表視力永遠正常，若不放心，建議還是到眼科求診。

蔡景耀醫師分析眼睛健康檢查至少要分兩層，第一層是最基本的視力、眼壓、眼底檢查，通常在一般眼科診所即可接受檢查。第二層則是根據前面三項結果，依照個人的情況，挑選大項做更精密的篩檢。假如個人財力允許，也可增加自費項目，做一整套完整的視力檢查，以防漏網之魚。

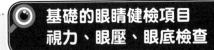

基礎的眼睛健檢項目 視力、眼壓、眼底檢查

臺北市立聯合醫院中興院區副院長暨醫務長，同時也是眼科醫師的蔡景耀為讀者介紹在一般診所即可接受的基礎眼睛檢查，包含3個部分：視力、眼壓、眼底檢查。**通常視力與眼壓檢查約需10分鐘，眼底檢查如需點散瞳劑，則需30分鐘。**建議無論孩童或成人，每年可至眼科進行至少一次的眼睛基礎健檢。

1 視力檢查

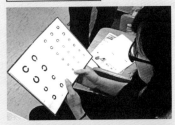

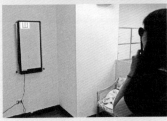

◎ 近距離視力矯正檢查

根據醫師指示，透過書上的圖案缺口，檢測老花眼的度數。看越小字越吃力，就越易有老花眼。

◎ 遠距離視力檢查

遮住一眼後，根據醫師指示比出圖形缺口方向，再換遮另一隻眼檢查。有戴眼鏡者，需戴眼鏡測量視力矯正後的度數。
此量測是為了掌握矯正後的視力，並非近視度數。想知道近視度數，必須再進行電腦驗光。

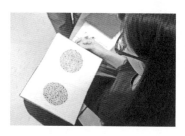

◎ 色覺檢查

檢查是否有辨色力異常或色盲，檢測方式為有數字的色卡，請明確說出圖中的數字，若回答有誤，表示可能為色盲。

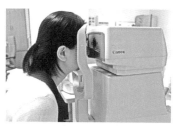

◎ 電腦驗光及中心角膜曲度檢查

可驗出眼睛的度數，藉以量測最佳矯正視力。

2 眼壓檢查

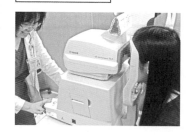

◎ 篩檢青光眼的例行檢查，測量眼壓是否過高或過低

依照醫護人員指示，將下巴及眼睛對準機器，機器對焦於眼角膜上，會對著眼角膜吹氣。

3 眼底檢查

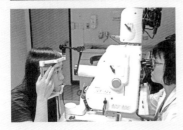

◎ 篩眼底（視神經）攝影

精確檢查眼睛後半部（脈絡膜、視網膜、黃斑部、玻璃體），即檢查是否有視神經疾病、玻璃體混濁（飛蚊症）及視網膜病變（黃斑部病變）。

機器直接看進去眼睛內部，會有白光照射，傳統眼底攝影需要點散瞳劑，新型的免散瞳機器則不需要。

4 其他

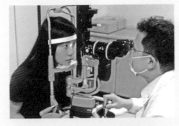

◎ 眼睛細隙燈檢查

精確檢查眼睛前半部（角膜、虹膜、水晶體、睫狀肌），可檢查是否有眼瞼炎、角結膜病變及白內障。

眼科醫師藉以觀測眼睛外觀與前房部分。

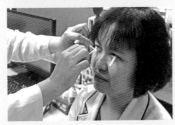

◎ 淚液檢查

檢查前需先在眼睛點麻藥，等麻藥生效後，再把蕊試紙插入眼中，檢測是否有乾眼症。

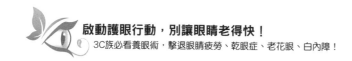
　　眼睛為靈魂之窗，擁有健康的眼睛才能享受色彩繽紛的人生。由於某些眼睛疾病發病過程緩慢，且初期並無明顯症狀，極易被民眾忽略，加上現代人身處資訊爆炸世代，每天除了工作盯著電腦螢幕外，空閒時仍忙著滑手機，疲於接收最新資訊，這都可能過度用眼，賠上眼睛的壽命。提醒您，每年進行一次基礎眼睛健康檢查，有助了解眼睛健康狀況，以便適時調整用眼習慣！

（採訪整理／蔡長峰）

編輯後記

要戴皺紋？還是戴眼鏡！

文／葉雅馨（大家健康雜誌總編輯）

　　眼睛是最明顯看出老化的地方，愛美的人應重視眼睛的保養。有一次採訪整型名醫林靜芸，她提到「你要戴皺紋，還是戴眼鏡！」意思是如果有老花眼或近視，千萬別不戴眼睛，因為常瞇著眼看東西，容易生成皺紋，外出則要戴墨鏡避免紫外線傷害，所以她強調戴眼鏡是最簡單的保養觀念，這不只能美顏保養，也是重要的「護眼」方法。

　　《啟動護眼行動，別讓眼睛老得快！》這本書告訴「愛美族」想讓眼睛「常保青春」，有哪些基本功夫要做？也針對「3C族」給予正確的護眼觀念及提醒眼睛過勞問題。

　　別以為年輕，老花眼、白內障不會找上你，眼睛是沉默的器官，不會告訴你哪裡不舒服，如果不懂得保養，過度使

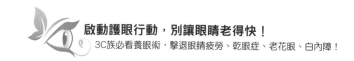

用眼睛，雖未到老，當看東西變得霧濛濛時，要挽救視力恐怕就得花大功夫了。

書裡採訪專業的醫師外，編輯團隊也歸納整理專家的意見，在重要章節裡，安排「護眼小教室」單元，讓讀者快速抓到護眼的方法，釐清坊間護眼的迷思，也有快速測驗自己的眼睛是不是處於疲勞期，提醒讀者眼睛健檢的重點。關於預防及治療眼睛疾病，包括乾眼症、白內障、老花眼、青光眼、黃斑部病變，在書中也有提及。

本書特別要感謝中華民國眼科醫學會理事長翁林仲、三軍總醫院眼科部主任呂大文、臺北市立聯合醫院中興院區副院長蔡景耀的審訂推薦，三位都是臺灣的眼科權威，在序中都提到醫學相關的統計資料，及給讀者護眼的提醒。

《啟動護眼行動，別讓眼睛老得快！》是本基礎且實用的護眼用書，未來我們還會出版系列孩童眼睛保養及老年人關心的視力、眼睛手術等問題的專書。相信每天使用的「靈魂之窗」，花些功夫了解及稍注意日常習慣，就可保健它，延長使用期，絕對值得！

董氏基金會《大家健康雜誌》出版品介紹

健康樂活系列

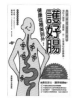

護好腸，健康從裡美到外！
定價／280元　總編輯／葉雅馨

想食在安心、腸保健康，實踐健康無毒的飲食生活嗎？本書教你易懂該做的保健「腸」識，告訴你可以擁有好腸道的實用祕訣。食安風暴下，本書教你自保的用油知識，教你分辨真假食物，為自己調整飲食習慣。

蔬食好料理：創意食譜，健康美味你能做！
定價／350元　作者／吳黎華

這本書為想追求健康窈窕的你，帶來做菜的樂趣與驚喜，教你輕鬆煮出蔬食清爽無負擔的好味道。你會發現高纖低卡的青菜料理不再一成不變，意想不到的搭配，讓每一口都充滿巧思。學會這些創意食譜，你也能變身時尚健康的飲食達人。

成功打造防癌力，調好體質不生病！
定價／250元　總編輯／葉雅馨

你知道哪些習以為常的飲食習慣，卻會增加罹癌機率嗎？你知道如何聰明吃，才不會將癌症吃進肚？本書為你一次解答，你最想知道的「吃什麼防癌」最有效？抗癌該怎麼吃？教你了解身體警訊，降低發炎機會，全方位打造防癌力！

享受跑步，這樣跑才健康！
定價／280元　總編輯／葉雅馨

本書教你用對方法跑步，告別扭傷、膝痛，甩開運動傷害，做好運動前後該做的事，讓你輕鬆自在玩跑步！你不必再受限坊間書籍強調的標準姿勢跑法，本書告訴你，只要找到身體的協調性，你也能跑出節奏和步調，享受屬於自己的跑步生活！

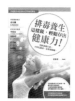

排毒養生這樣做，輕鬆存出健康力！
定價／250元　總編輯／葉雅馨

想排毒養生，就要從避免吃進毒開始。本書教你挑選食材的訣，無毒的採買術，同時提醒留意烹煮的鍋具，不要把毒吃下肚。教你懂得居家防毒，防範生活中的毒素，包括室內空氣污染物、環境荷爾蒙等。最後，釐清養生觀念及迷思，為身體存出健康力！

啟動護眼行動，別讓眼睛老得快！

3C族必看養眼術，擊退眼睛疲勞、乾眼症、老花眼、白內障！

總　編　輯／葉雅馨
主　　　編／楊育浩
執　行　編　輯／蔡睿縈、林潔女、張郁梵
文　字　採　訪／梁雲芳、吳佩琪、葉語容
封　面　設　計／比比司設計工作室
內　頁　排　版／陳品方

出　版　發　行／財團法人董氏基金會《大家健康》雜誌
發行人暨董事長／謝孟雄
執　　行　　長／姚思遠

地　　　　　址／臺北市復興北路57號12樓之3
服　務　電　話／02-27766133#252
傳　真　電　話／02-27522455、02-27513606
大家健康雜誌網址／http://www.healthforall.com.tw
大家健康雜誌粉絲團／https://www.facebook.com/healthforall1985

郵　政　劃　撥／07777755
戶　　　　　名／財團法人董氏基金會

總　經　銷／聯合發行股份有限公司
電　　　話／02-29178022#122
傳　　　真／02-29157212

法律顧問／眾勤國際法律事務所
印刷製版／恆新彩藝有限公司
版權所有‧翻印必究

出版日期／2016年10月28日初版
定價／新臺幣250元
本書如有缺頁、裝訂錯誤、破損請寄回更換
歡迎團體訂購，另有專案優惠，
請洽02-27766133#252

國家圖書館出版品預行編目(CIP)資料

啟動護眼行動,別讓眼睛老得快!：3C族必看養
眼術,擊退眼睛疲勞、乾眼症、老花眼、白內
障!／葉雅馨總編輯. -- 初版. -- 臺北市：董氏基
金會<<大家健康>>雜誌, 2016.10
　　面；　公分
ISBN 978-986-92954-1-3(平裝)
1.眼科 2.眼部疾病 3.視力保健

416.7　　　　　　　　　　　　　105018770